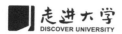

走进大学
DISCOVER UNIVERSITY

U0244006

什么是
生物医学工程？

WHAT
IS
BIOMEDICAL ENGINEERING？

邱天爽　刘　蓉　齐莉萍　编著

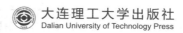

大连理工大学出版社
Dalian University of Technology Press

图书在版编目(CIP)数据

什么是生物医学工程?/邱天爽,刘蓉,齐莉萍编
著. -- 大连:大连理工大学出版社,2021.9
ISBN 978-7-5685-2989-1

Ⅰ.①什… Ⅱ.①邱… ②刘… ③齐… Ⅲ.①生物工
程-医学工程-普及读物 Ⅳ.①R318-49

中国版本图书馆 CIP 数据核字(2021)第 071880 号

什么是生物医学工程?
SHENME SHI SHENGWU YIXUE GONGCHENG?

出 版 人:苏克治
责任编辑:于建辉 马 双
责任校对:李 红 周雪娇
封面设计:奇景创意

出版发行:大连理工大学出版社
　　　　　(地址:大连市软件园路 80 号,邮编:116023)
电　　话:0411-84708842(发行)
　　　　　0411-84708943(邮购) 0411-84701466(传真)
邮　　箱:dutp@dutp.cn
网　　址:http://dutp.dlut.edu.cn

印　　刷:辽宁新华印务有限公司
幅面尺寸:139mm×210mm
印　　张:6
字　　数:103 千字
版　　次:2021 年 9 月第 1 版
印　　次:2021 年 9 月第 1 次印刷
书　　号:ISBN 978-7-5685-2989-1
定　　价:39.80 元

出版者序

高考,一年一季,如期而至,举国关注,牵动万家!这里面有莘莘学子的努力拼搏,万千父母的望子成龙,授业恩师的佳音静候。怎么报考,如何选择大学和专业?如愿,学爱结合;或者,带着疑惑,步入大学继续寻找答案。

大学由不同的学科聚合组成,并根据各个学科研究方向的差异,汇聚不同专业的学界英才,具有教书育人、科学研究、服务社会、文化传承等职能。当然,这项探索科学、挑战未知、启迪智慧的事业也期盼无数青年人的加入,吸引着社会各界的关注。

在我国,高中毕业生大都通过高考、双向选择,进入大学的不同专业学习,在校园里开阔眼界,增长知识,提

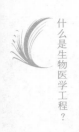

升能力,升华境界。而如何更好地了解大学,认识专业,明晰人生选择,是一个很现实的问题。

为此,我们在社会各界的大力支持下,延请一批由院士领衔、在知名大学工作多年的老师,与我们共同策划、组织编写了"走进大学"丛书。这些老师以科学的角度、专业的眼光、深入浅出的语言,系统化、全景式地阐释和解读了不同学科的学术内涵、专业特点,以及将来的发展方向和社会需求。希望能够以此帮助准备进入大学的同学,让他们满怀信心地再次起航,踏上新的、更高一级的求学之路。同时也为一向关心大学学科建设、关心高教事业发展的读者朋友搭建一个全面涉猎、深入了解的平台。

我们把"走进大学"丛书推荐给大家。

一是即将走进大学,但在专业选择上尚存困惑的高中生朋友。如何选择大学和专业从来都是热门话题,市场上、网络上的各种论述和信息,有些碎片化,有些鸡汤式,难免流于片面,甚至带有功利色彩,真正专业的介绍文字尚不多见。本丛书的作者来自高校一线,他们给出的专业画像具有权威性,可以更好地为大家服务。

二是已经进入大学学习,但对专业尚未形成系统认知的同学。大学的学习是从基础课开始,逐步转入专业基础课和专业课的。在此过程中,同学对所学专业将逐步加深认识,也可能会伴有一些疑惑甚至苦恼。目前很多大学开设了相关专业的导论课,一般需要一个学期完成,再加上面临的学业规划,例如考研、转专业、辅修某个专业等,都需要对相关专业既有宏观了解又有微观检视。本丛书便于系统地识读专业,有助于针对性更强地规划学习目标。

三是关心大学学科建设、专业发展的读者。他们也许是大学生朋友的亲朋好友,也许是由于某种原因错过心仪大学或者喜爱专业的中老年人。本丛书文风简朴,语言通俗,必将是大家系统了解大学各专业的一个好的选择。

坚持正确的出版导向,多出好的作品,尊重、引导和帮助读者是出版者义不容辞的责任。大连理工大学出版社在做好相关出版服务的基础上,努力拉近高校学者与读者间的距离,尤其在服务一流大学建设的征程中,我们深刻地认识到,大学出版社一定要组织优秀的作者队伍,用心打造培根铸魂、启智增慧的精品出版物,倾尽心力,

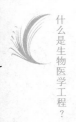

服务青年学子,服务社会。

"走进大学"丛书是一次大胆的尝试,也是一个有意义的起点。我们将不断努力,砥砺前行,为美好的明天真挚地付出。希望得到读者朋友的理解和支持。

谢谢大家!

2021 年春于大连

序

　　生物医学工程是一个多学科交叉融合的新工科专业。笔者在工科专业学习、工作四十余年,从事生物医学工程教学、科研三十余年,深刻体会到生物医学工程的专业涵盖、专业交叉和专业融合十分广阔而深刻。它包括了理学(数学、物理、化学、生物)、医学和工程学(电子、机械、材料、信息、计算机科学等)等多个方面,基础性强,涉及面宽,应用性广,知识更新快。多学科融合是生物医学工程类专业的特质,生物医学工程是典型的跨学科专业。它在生物学和医学领域融合理学,运用工程学的原理和方法获取和产生新知识,促进生命科学和医疗卫生事业的发展,从分子、细胞、组织、器官、生命系统各个层面丰富生命科学的知识宝库,推动生命科学的研究进程,深化人类对生命现象的认识,为疾病的预防、诊断、治疗和患

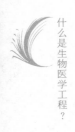

者康复，创造新设备，研发新材料，提供新方法，实现提高人类健康、延长人类寿命的伟大使命。生物医学工程已经成为衡量国家现代化水平的重要标志。

1952 年，美国无线电工程师学会成立了由电子学工程师组成的医学电子学专业组。这是生物医学工程标志性的事件，标志着生物医学工程学科的创立。这一年被认为是生物医学工程纪元年。这个专业从建立时起，就是在发达国家中十分受欢迎、受追捧的专业之一。

1972 年末，中国医学科学院医学新技术情报研究工作者杨国忠先生注意到国际上有个新学科、新专业，叫生物医学工程，开始了跟踪调研，并积极、热情地宣传和介绍生物医学工程专业，通过医学情报工作为我国引入这一新兴学科做出了历史性贡献。1973 年下半年，中国医学科学院院长黄家驷院士等开始部署中国生物医学工程专业的早期相关工作。1977 年，浙江大学在吕维雪教授领导下率先设置生物医学工程专业。1978 年，西安交通大学、清华大学、北京协和医学院和首都医科大学设置生物医学工程专业。1979 年，国家科委批准成立生物医学工程专业学科组，为我国拟定了第一个专业发展规划；同年，上海交通大学、天津大学设置生物医学工程专业。1980 年，在黄家驷院士的领导下，中国生物医学工程学会成立；同年，中国电子学会生物医学电子学分会成立，华中科技大学设置生物医学工程专业。至此,中国大地上,生物医学工程专业蓬勃发展起来。目前,全国设置生物医学工程专业的高校有 160 余所。

在我国,普罗大众对于什么是生物医学工程了解甚少。填报这个专业的考生相应也比较少。近十年来,我国生物医学工程行业获得了巨大进步,产业规模获得很大增长,本专业学生就业的情况得到极大改善。有条件的学校把生物医学工程作为学校专业建设和专业发展的重要方向。本书以简洁通俗的方式,全方位、多视角地介绍生物医学工程专业的概况、专业的历史与发展、专业的课程体系、科学研究的状况、与专业对应的医疗器械产业的发展态势,以及学生毕业后的就业前景等。为读者提供一本关于生物医学工程专业内容详尽、通俗易懂的参考书。随着时间的推移,本书将愈发显示出对广大高中生和学生家长的专业启蒙作用和广泛的科普作用。

本书将在中国生物医学工程教育中发挥重要作用。笔者向本书的作者们致以崇高的敬意!

万遂人

2021 年 5 月

前　言

　　人类社会发展到 21 世纪,人们越加关注自身的健康问题。社会与经济、技术的发展,使得生物医学工程学科及其相应的产业日益与临床医学紧密结合,成为现代医学不可或缺的组成部分,构成了保障人类健康的关键支撑。

　　那么,究竟什么是生物医学工程? 生物医学工程是"守护人类健康的工程科学"。具体来说,生物医学工程是自然科学和工程技术各学科领域与医学深度交叉融合的产物,是依据工程技术手段解决医学和人体健康问题的一个年轻学科。其应用技术主要用于人类疾病的预防、诊断、监护、治疗、保健和康复等各方面的仪器、设备、材料和系统等,是现代医疗器械和医用材料产业的主要支撑学科。

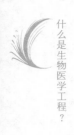

　　生物医学工程作为一门学科始于 20 世纪 50 年代，而我国生物医学工程领域的兴起则始于 20 世纪 70 年代。经过几十年的发展，特别是近年来生命科学、材料科学与计算机技术和电子信息技术的快速发展，以及我国对于生命健康领域的高度重视，形成了对生物医学工程学科发展的极大推动力，并为生物医学工程领域的新发展带来新的挑战。可以预期，生物医学工程学科和产业正在步入发展进步的快车道，并正在迅速成为人类健康的守护神。

　　本书的目标是以简洁通俗的语言，尽可能全方位、多视角地介绍高等院校中生物医学工程专业的概况，包括生物医学工程专业的起源与发展、专业的课程体系设置与内涵、目前该领域科学研究的状况、与专业对应的医疗器械产业的发展概况、学生毕业后的就业前景，等等，为读者提供一本关于高等院校生物医学工程专业的内容简洁、全面的参考书。本书的读者对象主要包括高中生和学生家长，也包括全社会关注生物医学工程的非专业人士。

　　全书共分为 6 部分，包括：生物医学工程的前世今生；生物医学工程新时代；选择生物医学工程专业的五个理由；学科：生物医学工程的专业图谱；大学：大学的定位与优势；行业：发展的挑战与机遇。

　　参加本书编写的人员有："生物医学工程的前世今

生",邱天爽;"生物医学工程新时代",刘蓉;"选择生物医学工程专业的五个理由",齐莉萍;"学科:生物医学工程的专业图谱",刘蓉、邱天爽、王洪凯、齐莉萍、张航与、余隽、刘惠、邓冬东、李娜、刘波、唐洪;"大学:大学的定位与优势",唐洪、刘蓉;"行业:发展的挑战与机遇",王洪凯。全书由邱天爽、刘蓉、齐莉萍统稿并最后定稿。

编著者诚挚感谢教育部生物医学工程类教指委万遂人教授为本书作序,感谢大连理工大学电子信息与电气工程学部领导对本书的编写给予的关怀和支持,感谢生物医学工程学院领导的指导和帮助,感谢部分研究生为本书提供的资料搜集和书稿校对帮助。由于时间仓促,加之编著者水平所限,书中难免存在疏漏之处,恳请读者批评指正。

编著者
2021 年 5 月

目　录

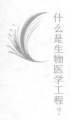

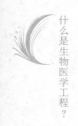

生物医学工程的前世今生

> 行星上的智慧生物，当他开始思索自身存
> 在的道理时，他才算成熟。
>
> ——理查德·道金斯

▶▶促进人类健康发展的驱动力

➡➡引子：从感冒说起

感冒是一种司空见惯的疾病，常表现为打喷嚏、鼻塞、流清水样鼻涕等症状，也可表现为咳嗽、咽干和咽痛，或伴有低热、不适和头痛等症状。

一旦人们发觉有上述症状，尽量避免自行服用感冒药，而应去诊所或医院进行进一步的诊断和治疗。在医院，医生通常会为患者进行心肺听诊并测量体温。若有

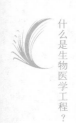

必要,还可能进行血液化验。根据上述检查的结果,医生还可能会要求患者做进一步的检查,例如胸部 X 射线检查,以确定患者的肺部是否受到感染。有时,医生还可能建议患者进行 CT 检查,以确定是否存在肿瘤等。

上述由感冒引发的诊断过程,可以用图 1 所示的模拟流程进一步表示出来。

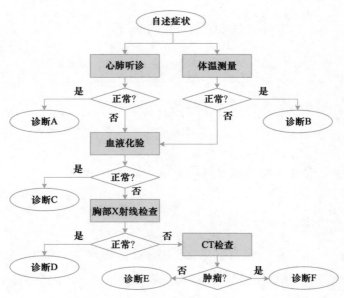

图 1　由感冒引发的诊断过程模拟流程

在图 1 中,所有带底纹的方形框格,均表示采用某种医疗仪器对患者的某些指标进行检测,包括用听诊器进行心肺听诊,用体温计进行体温测量,用生化分析仪

器进行血液化验,用 X 射线机进行胸部透视或拍照,用
CT 机对胸部进行计算机断层扫描等,并根据各项检测和
化验结果进行相应的医学诊断。各个菱形框格表示根据
检测结果进行判断的分类器,各个椭圆形框格表示根据
分类结果而得到的诊断结果,这些结果包含常规感冒、重
感冒、肺炎、肺部肿瘤等不同的病症。

　　根据图 1 所示的疾病诊断过程模拟流程,我们可以
看到现代医学对于疾病的诊断有以下两个特点:第一,这
种诊断是严格依据医学中病理学、病理生理学的特征指
标进行的,具有充分的科学性;第二,这种诊断是基于现
代医疗仪器对患者生理状态的精密检测与分析而得到
的,具有高度的客观性。实际上,这两个特点正是现代医
学区别于古代医学的主要标志。

➡➡生物医学工程促进人类健康发展

　　近年来,随着社会与经济的发展,人民生活水平不断
提高,大家更加关注健康与长寿问题。因此,每年进行
1～2 次健康检查(体检)逐步成为人们的共识,其目的是
及早发现疾病的苗头,并将其消灭在萌芽状态。所谓的
"治未病"就是这个意思。走进医院的体检中心,会看到
各种各样的医疗仪器。例如,常见的内科医疗仪器有心
电图机、X 射线机、CT 机、磁共振设备、各种生化分析仪

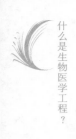

器、彩色超声机、生理参数分析仪等。常见的神经科医疗仪器包括脑电图机、诱发电位仪、睡眠检测仪、肌电图机等。常见的眼科医疗仪器包括验光设备、视功能检测设备、光相干断层扫描仪、视网膜自适应光学成像仪、角膜地形图仪等。这些医疗仪器的使用极大地方便了健康体检的进行，使得人体的各种生理指标和疾病症状能够迅速显示出来。

各种大型以及中小型医学影像设备正逐步成为现代医学临床的主流诊疗设备，除了前文提到的 CT 机、磁共振设备、光相干断层扫描仪和彩色超声机之外，还包括伽马照相机、单光子发射计算机断层成像设备、正电子发射断层成像设备、放射性核素扫描装置等放射性核素成像诊断设备；红外热像仪、微循环显微镜等光学成像诊断设备；光学内窥镜、硬性电凝切割内窥镜、胶囊式内窥镜系统等医用内窥镜设备。此外，还包括超声手术设备、激光手术设备、高频/射频手术设备、微波手术设备等各类手术设备及手术导航和控制系统，等等。这些现代医学诊疗设备为医生精准诊断和治疗病情提供了基础条件和重要的技术支撑。

特别在新型冠状病毒（2019-nCoV）肺炎疫情下，全国范围内对公共场所人群开展发热检测，并对特定人群进行核酸检测或新型冠状病毒抗体检测，以便及早确诊新型冠状病毒肺炎患者,并集中进行隔离和医学救治。常见的发热筛查方法是采用非接触的红外体温测试仪,具有准确度高和非接触的优势。而核酸检测技术是生化分析技术的一种。新型冠状病毒检测,需要对获取的咽拭子、痰液等样本进行核酸提取,将病毒 RNA(核糖核酸)反转录为 cDNA(互补脱氧核糖核酸),再用荧光定量 PCR(聚合酶链式反应)仪进行扩增检测,根据所得结果来判定阴性或阳性。可见,新型冠状病毒的初步筛查采用的是生化分析技术与医疗仪器技术相结合的方法。

试想一下:如果没有这些现代医疗设备及材料,我们如何实现恶性肿瘤的早期诊断? 如何实现各种疾病的精准诊疗? 如何保障人类的生命与健康? 何谈人类社会的健康发展与进步?

前文介绍了常见疾病感冒的诊断方法,介绍了常用的医疗仪器和医学影像设备,并谈及了新型冠状病毒的初步筛查方法。从这些介绍中,我们可以清楚地看到,这些基于科学原理设计制造出来的医疗设备是医生进行科学诊断的得力助手,是社会公共卫生安全的坚强保障,它们守卫着人类的生命与健康,成为促进人类社会健康发展的重要驱动力。

进一步我们会联想到:如此重要的、保障健康甚至挽救生命的医疗设备是如何被发明创造出来的呢? 谁能够

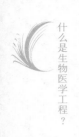

承担这么重要的任务呢？可以这样说，这些医疗设备和临床诊疗方法，是科学理论、医学基础和现代工程技术相结合的产物，是生物医学工程这个专业领域的使命与目标，是生物医学工程相关科学家和工程师与医学专家共同研究、发明和创造的成果，是生物医学工程产业对社会的贡献。

▶▶什么是生物医学工程？

➡➡生物医学工程概述

前面我们介绍了生物医学工程的作用、应用领域和贡献，但究竟什么是生物医学工程呢？实际上，生物医学工程这个专业名称源于英文Biomedical Engineering，可以理解为与生物医学相关的工程学或工程技术。因此，生物医学工程既不是医学，也不是生物学，而是为了解决生物医学中相关问题、保障人类健康的工程学科或工程技术领域。

✣✣生物医学工程的定义

教育部生物医学工程类专业教学指导委员会对生物医学工程专业给出了明确的界定，即"生物医学工程是运用工程学的原理和方法解决生物医学问题，提高人类健康水平的综合性学科。生物医学工程是多学科融合、具有特定内涵的学科。它在生物学和医学领域融合数学、物理、化学、信息和计算机科学，运用工程学的原理和方法获取和产生新知识，促进生命科学和医疗卫生事业的发展，从分子、细胞、组织、器官、生命系统各层面丰富生命科学的知识宝库，推动生命科学的研究进程，深化人类对生命现象的认识，为疾病的预防、诊断、治疗和康复创造新设备，研发新材料，提供新方法，实现提高人类健康、延长人类寿命的伟大使命。"

从科学的角度来看，生物医学工程是一个从新的视角探索生命奥秘的科学分支，力求用宏观与微观相结合、实验与解析相结合的方式提升对生命的认识。从技术的角度来看，生物医学工程技术的模式基本上可以归纳为通过工程技术手段把物理学、化学及技术科学中的新技术、新原理和新方法应用于研制医疗设备，以满足临床诊疗的需求。随着科学技术的进步，新的物理学方法、化学方法和工程技术手段将不断地应用于生命科学研究与医学领域。

生物医学工程专业培养具备与生命科学、电子技术、计算机技术及信息科学有关的基础理论知识以及医学与工程技术相结合的科学研究能力，能在生物医学工程领域、医学仪器以及电子技术、计算机技术、信息产业等其他部门从事研究、开发、教学及管理的高级工程技术人才。

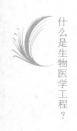

❖❖❖生物医学工程专业的内涵

自恢复高考招生起，我国在多所主要高等院校设立了"生物医学工程"专业，以培养生物医学工程领域的本科生和硕士、博士等高层次专门人才。国家为生物医学工程本科专业设定的专业代码为082601，为生物医学工程一级学科博士、硕士点设置的学科代码为0831。从这两个代码可见，生物医学工程专业归属于"工学"门类（"工学"门类代码为08），表示生物医学工程专业是一个工科专业。

生物医学工程的研究领域十分广泛，并且随着科学技术和社会经济的发展，在内涵和外延方面也在不断扩展。目前生物医学工程的主要研究领域包括生物力学，生物材料，生物系统建模，生物医学信息检测、处理与传输，生物医学成像和图像处理，物理因子生物效应，人工器官，康复工程，组织工程，生物分子电子学以及相关的医疗仪器研制等。显然，生物医学工程是一个针对共同问题（人体健康和医疗问题）的多学科交叉融合的综合性学科。

生物医学工程是医疗保健产业的重要基础和动力。医疗器械和医药工业是目前全世界发展最迅猛的产业之一，在国民经济中占有重要地位。生物医学工程对医学和生物学的进步、对提高人类生命质量至关重要，因此，在促进科学和经济发展、造福人类方面具有十分重要的战略地位。

生物力学:研究与生物体有关的力学问题,建立生物体各层次上的力学模型。生物材料:研究材料与生物体相互作用的规律与机理,进而研究具有生物相容性和特殊功能的生物材料的设计和制备方法。生物系统建模:研究生物系统(主要是人体系统)的建模、仿真、辨识与控制。生物医学信息检测、处理与传输:研究生物体内信息检测和量化、生物医学传感技术、微弱信号的提取和处理、医学信息远程通信。生物医学成像和图像处理:研究生物医学成像和图像处理的理论和技术。物理因子生物效应:研究各种物理因子(光、磁、电和超声)的生物效应、治疗作用及机理和安全标准。人工器官:研究和制作替代人体病损器官的装置。康复工程:研究康复技术和制作康复装置。组织工程:研究构建具有功能活性的组织和器官替代物。生物分子电子学:研究分子层次上的生物系统的信息和能量的传递、存储及处理机制,研究生物有机分子功能材料、分子器件及仿生信息处理系统。

❖❖❖生物医学工程本科专业的主要课程设置

各高等院校根据自身情况和社会需求,把生物医学工程本科专业大体上划分为两个专业方向,即以医疗仪

生物医学工程的前世今生

9

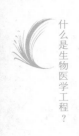

器技术为核心、偏信息类的生物医学工程专业方向和以生物材料技术为核心、偏生化材料类的生物医学工程专业方向。下面以前者为例，介绍其主要课程设置情况。

大一阶段完成高等数学、普通物理、普通化学、生物学以及外语、思政类等公共基础课，专业基础课和专业课设置大致可划分为三条主线：

第一条主线是电子信息类课程主线，主要课程包括电路分析、信号与系统、模拟电子线路、数字电子技术、数字信号处理、医学信号分析与处理、医学图像处理、生物医学测量与仪器等。

第二条主线是计算机类课程主线，主要课程包括计算机原理、计算机程序设计、数据结构与算法、计算机网络技术、计算机检测与控制等。

第三条主线是生物医学类课程主线，主要课程包括生物医学工程导论、人体解剖学、细胞生物学、生物医学光子学、生物力学基础、生物纳米电子学、生物医学超声技术、生物系统建模与仿真等。

而对于偏生化材料的方向，则需要完成材料科学基础、材料生物学、生物材料制备与应用、生物材料评价、组织工程基础、植入器械与人工器官等课程。

此外，与其他工科专业一样，还要进一步加强数学教学,补充高等工程数学(含线性代数、概率论、复变函数、积分变换等)的教学。

上述主要课程的有关内容,会在本书后续部分结合有关研究领域进行简要介绍。

❖❖❖ 生物医学工程专业的培养目标与知识技能要求

生物医学工程专业的培养目标一般设置为:具有宽厚的人文社科、自然科学和生物医学工程专业基础和前沿技术领域的知识;具有综合应用生物医学工程专业知识,使用现代工程工具与信息技术,分析解决关于生物医学工程的设计、开发、项目管理等方面复杂工程问题的能力,具有实践创新能力;具有健全的人格、良好的人文素养和高度的社会责任感,遵守工程职业道德规范,树立正确的工程伦理观;具有优秀的团队精神、国际视野和国际竞争力,具有不断学习和适应发展的能力。

生物医学工程专业的知识技能一般要求为:掌握电子信息技术的基本原理及设计方法;掌握信号检测和信号与图像处理及分析的基本理论;具有生物医学的基础知识;具有计算机应用能力;具有生物医学工程研究与开发的初步能力;具有一定的人文社会科学基础知识;了解生物医学工程的发展动态;掌握文献检索、资料查询的基本方法。

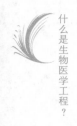

➡➡生物医学工程与生物工程的关系

前面较为详细地介绍了生物医学工程专业的概况，本部分简要介绍与生物医学工程专业名称相近的生物工程专业的概况，并说明二者的关联和差异。

✥✥✥生物工程

生物工程也称为生物技术，是通过工程技术手段，利用生物有机体或生物过程生产有经济价值的产品的技术科学，生物工程以细菌、酵母、真菌、植物细胞以及培养的哺乳动物细胞等为生产过程的原料。生物工程的特定过程是由微生物、动植物细胞及其产物（如酶）催化的。生物工程中的有机体可以作为生物量来获取，可以用于化学转化过程，也可以作为生物学活性分子（含酶和单克隆抗体）的来源。

生物工程专业通过掌握生物技术及其产业化的科学原理、工艺技术过程和工程设计等基础理论和基本技能，培养能在生物技术与工程领域从事设计生产管理和新技术研究、新产品开发的工程技术人才。生物工程本科专业的专业代码为083001，其一级学科博士、硕士点的学科代码为0836。

生物工程涉及微生物学、生物学、遗传学、分子生物学、生物化学和化学工程等诸多学科，还涉及许多生产部门,在新药、激素、抗生素、疫苗的生产,能源与化学饲料的生产,农业、环保等领域均发挥重要作用。生物工程的一些研究方向也与医学相关,例如细胞工程、基因工程、微生物工程、酶与酶工程等。

❖❖ 生物医学工程与生物工程的关联与区别

关于生物医学工程与生物工程的关联与区别,在高等教育界和学术界基本上形成了一些共识,简要说明如下:

生物医学工程与生物工程二者皆为 21 世纪人类知识经济的制高点,是人类健康与高质量生活的基础与保障。二者的起源与发展均建立在一系列基础科学研究所取得的重大进展之上。其中,生物医学工程依赖于近几十年来电子信息技术、计算机科学与技术、仪器科学与技术、光电纳米材料及其检测技术等的飞速发展;而生物工程则依赖于生物化学、遗传化学、生物大分子晶体结构学、量子力学等的发展与进步。

实际上,生物医学工程与生物工程已经形成了各自的发展分支。生物医学工程侧重于人体各个层次生命过程(包括病理过程)的系统状态与变化规律,并在此基础上应用各种工程技术手段,建立适宜的方法和装置,以最有效的途径人为地控制这种变化,使之达到预定的目标。即为保障人类健康,为疾病的预防、诊断、治疗和康复服

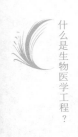

务。总之,生物医学工程是工程与医学的结合,是为医学服务的工程。而生物工程则更侧重于生物有机体或生物生化的特定过程。

生物医学工程专业培养学生学习并掌握系统的工程学基础和专业知识,更多的是面向医疗器械产业培养工程技术人才;而生物工程专业则培养学生学习并掌握系统的生物学、生物化学、分子生物学等基础与专业知识,主要面向生物技术企事业单位培养研究与技术人才。

➡➡生物医学工程专业对应的产业

生物医学工程专业对应的产业是医疗器械产业。

❖❖❖医疗器械产业的特点

医疗器械是指作用于人体的仪器、设备、器具、材料或其他物品,也包括相应的软件。其对人体体表或体内产生的作用虽然不是通过药理学、免疫学或代谢手段获得的,但也会达到一定的辅助效果,实现对疾病或损伤的预防、诊断、治疗或缓解等,或实现对解剖及生理过程的研究、替代或调节等。

医疗器械产业具有以下特点:

第一,该产业的产品或成果用于人类医疗卫生保健,以保障和促进人类健康,故该产业的市场用户主体十分明确。第二,该产业的产品直接或间接作用于人体,对人身健康和安全有直接或间接影响,故对产品的质量和稳定性有十分严格的要求,政府对企业的资质和产品有较多的监督和制约。第三,该产业的产品门类复杂,涉及技术学科广泛,不同产品门类之间的差别大,产品形态多种多样。特别是现代医疗器械产业与电子信息技术、计算机技术、光电技术和传感技术密切相关。

我国医疗器械监督法规明确将各类医疗器械的安全性分为三类:通过常规管理足以保证其安全性、有效性的医疗器械为第一类;对产品的安全性、有效性加以控制的医疗器械为第二类;植入人体,用于支持、维持生命,对人体具有潜在危险的医疗器械为第三类,对其安全性和有效性必须严格控制。

❖❖❖医疗器械产业的概况

医疗仪器是现代医疗器械产业的主流产品,凝聚和融入了大量的现代科学技术最新成果,是把现代计算机技术、电子信息技术、精密机械技术、激光技术、放射技术、核技术、磁技术、检测传感技术、生物医学工程技术等结合在一起构成的现代高科技产品。数字化和计算机化是现代医疗仪器的基本特征。

在当今世界工业中,从经济与社会发展的角度来考察医疗器械产业的话,它是发展最快、最为活跃的工业门

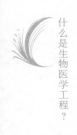
类之一。现代科学技术的进步和社会经济的发展，特别是大众对健康、长寿的需求不断提高，这些都有力地促进了医疗器械产业的快速发展。据不完全统计，近年来，医疗卫生事业不断向好发展，医疗器械行业市场规模近年来维持稳定增长，2019 年全球市场容量达到 4 519 亿美元。该数字相比于 2006 年的 2 403 亿美元来说，仅用 13 年的时间就几乎翻了一番，市场发展潜力十足。

近年来，我国生物医学工程产业呈快速发展态势，诸如迈瑞医疗、东软医疗和新华医疗等一批品牌企业迅速崛起，中小型企业也得到良好发展。我国医疗器械产业发展迅猛，且成长空间广阔，越来越能够满足我国社会发展和人民健康的需求。

▶▶生物医学工程的发展

➡➡现代医学始于听诊器的发明

听诊器是医生最常用的诊断工具，是临床医学最常用的医疗器械。有人说，听诊器之于医生，就如同钢笔之于作家、教鞭之于教师。"现代医学始于听诊器的发明"是不无道理的。

那么，在听诊器发明之前医生是如何"听诊"的呢？

自古以来,我国传统中医采用"望闻问切"来进行病情诊断。"望"是指观气色;"闻"是指听声息和嗅气味;"问"是指询问症状;"切"是指摸脉象。合称"四诊"。

对于西医来说,听诊来得更为直接。在听诊器发明之前,医生常常直接把耳朵贴在患者胸部或背部进行听诊,但这样听诊的效果却往往不尽如人意。

听诊器的发明者是法国医生勒内克(1781—1826)。1816年的一天,勒内克为一位胸痛的贵族小姐听诊,但患者丰满的胸部使得隔音效果太强,勒内克几乎听不到患者心脏的声音,这让他非常懊恼,他在小路上漫步时也在思考这个问题。正巧,他看到两个小孩在玩声学密码传递的游戏。一个孩子在一根木条的一端用大头针敲出一段密码声,另一个孩子则把耳朵贴在木条的另一端,他不仅可以清楚地听到敲击的声音,还可以准确地说出密码的内容。勒内克茅塞顿开,产生了设计听诊器的灵感。他立刻返回医院,先用纸卷成圆锥筒进行听诊,有一定效果。然后,他经过反复试验,最终发明了长约30厘米、中空且两端各有一个喇叭形的木质听筒。听诊器的发明,标志着临床医学进入了一个新阶段,也为生物医学工程的诞生做了前期准备。

自从1817年听诊器应用于临床以来,200多年过去了,听诊器依然是临床诊断的重要工具。当然,世事变

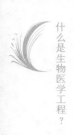

幻,沧海桑田,听诊器也发生了根本性的变化。目前在临床上,除了基于声信息检测传输的声学听诊器之外,还出现了电子听诊器、拍摄听诊器、胎儿听诊器和多普勒听诊器等诸多现代听诊器,可以更加精准有效地辅助诊断病情。

➡➡生物医学工程的发展历程

✥✥生物医学工程产生的历史背景与发展简史

20世纪初自然科学的发展为生物医学工程的产生奠定了基础。特别是物理学、化学、生理学和药理学等的紧密结合与交叉渗透,导致诸多医学研究产生质的飞跃。1903年,荷兰生理学家爱因托芬发明了第一台心电图机,测量到心跳过程中所产生的电流变化;1895年,德国物理学家伦琴发现了X射线,基于这一发现,很快出现了第一台X射线机,用于骨科诊断与治疗,医院的放射科也由此诞生。20世纪30年代,随着钡盐等各种X射线不能穿透的物质的发现与应用,X射线机极大地提高了医生的诊断能力。1926年,德国物理学家布什发明了第一个磁力电子透镜;1931年,卢斯卡和克诺尔研制出第一台电子显微镜,并于20世纪50年代开始应用于医学,推进了亚细胞及其结构的可视化,使人类进入了原子时代。

20世纪40—50年代,美国出现了由自然科学技术引起的科学技术革命,并迅速影响到哲学、社会科学和思维科学,导致一系列交叉、边缘、横向、综合学科的产生。生物医学工程就是在这样的背景下产生的。

我国的生物医学工程学科诞生于 1978 年,并于恢复高考的同时,同步建立了高等院校的生物医学工程专业,至今已经走过 40 多年的历程。

❖❖❖ 生物医学工程发展的三个阶段

一般认为,生物医学工程兴起于 20 世纪 50 年代,它是自然科学各学科领域与医学深度交叉融合的产物,是依据工程技术手段解决医学和人体健康问题的一个崭新的学科。纵观整个生物医学工程的发展历史,可根据工程技术对生物医学工程领域的影响将其大致划分为三个阶段,即:

第一阶段,渗入阶段。其早期标志性的成果是听诊器的发明、X 射线的发现和脑电图技术的发展。第二次世界大战之后,由美国麻省理工学院完成了颅内病变的超声检测,霍尔特(Holter)研制了非卧床患者佩戴的Holter 系统。但是,在这个阶段,工程技术对医学并未产生全面而强烈的影响。

第二阶段,冲击阶段。进入 20 世纪 60 年代,新型生物医用材料的研究与应用得到发展,电子信息技术、计算

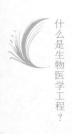

机技术发展迅速,再加上激光技术和红外技术的发展,使得新型医疗器械在临床中得到普遍应用,从而形成工程技术对医学领域的全面冲击。

第三阶段,融合阶段。进入 20 世纪 80 年代以来,材料科学、纳米技术、细胞与基因工程技术、计算机技术和电子信息技术得到飞速发展,并与生物医学高度融合、互相促进。不仅生物医学工程领域快速发展,其研究成果转化为临床应用的转化率也大幅提升,使其能够更有效地造福于人类社会。

❖❖ 生物医学工程的发展趋势

生物医学工程是 21 世纪的前沿学科之一,是一个充满活力的朝阳领域。20 多年来,生物医学工程的发展可以用以下几个方面的进展来展示。

生物医用材料

生物医用材料是一类用于诊断、治疗、修复、替换或增强人体组织、器官功能的高科技材料,近年来着重探索生物材料与植入人体组织之间的相互识别与"信号交流"通道,以及病损部位对材料的感知与物质交换等问题。其中纳米材料是一个全新的领域。

神经工程

神经工程是临床神经科学与生物医学工程紧密结合

的新兴领域。近年来,神经工程主要侧重于探索中枢及周围神经系统的功能和行为表现,用以控制信息的活化、传递和神经调控功能,并集中于神经信息的获取、神经解析技术、神经信息的应用等,典型的如脑-机接口及智能系统等。

介入医学工程

介入医学工程采用介入器械与材料和现代数字诊疗设备进行疾病诊断与治疗操作,涉及新材料、精密电子机械、器械与药物等多个领域。该领域的重点集中在肿瘤介入治疗、心脏介入治疗、神经介入技术等方面,其中局部消融治疗、血管内栓塞介入治疗和粒子植入是典型代表。

组织工程与再生医学

组织工程的目标是研究和开发适用于修复、维护、促进人体组织或器官形态与功能的生物替代物。再生医学的目标是寻找有效的生物治疗方法,促进机体自我修复或构建新的组织与器官。在组织工程与再生医学领域,干细胞的自我更新及分化的微环境、非生物因素对干细胞的影响,人体器官退行性病变的内在机制等是重点研究的问题。

生物医学影像学

生物医学影像学主要关注医学影像的形成、获取、传

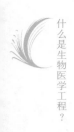

输、存储、处理、分析与识别问题，可分为医学成像系统与医学图像处理两个分支，是生物医学工程领域发展最为迅速的领域之一。自1895年X射线被发现以来，主要的里程碑式的进展包括：1948年发明的影像增强仪；1958年发明的B型超声仪；1972年发明的X射线计算机断层扫描设备（X-CT），1980年发明的磁共振扫描设备（MRI）和单光子发射计算机断层成像技术（SPECT）；分别于1988年和1998年发明的单排螺旋CT和多排螺旋CT；1998年研究成功的正电子计算机断层成像技术（PET/CT）；等等。进一步，还将集中研究电阻抗断层成像技术、分子影像学、医学光子成像技术等。

医学信息工程

医学信息工程是信息科学技术与医学的交叉，是电子、计算机、通信、智能仪器、传感器、医疗仪器等多学科的融合。其主要研究内容包括数字化医院的软件平台、数字化医疗设备和网络技术，医学信号与数据的分析处理和辅助诊断技术，远程医疗技术等。近年来兴起的大数据技术和深度学习等人工智能技术，是医学信息工程进一步研究发展的方向。

生物力学

生物力学主要包括生物固体力学、生物流体力学、运动生物力学、细胞与分子生物力学等。其中，细胞与分子生物力学是目前主要的学科前沿。众多细胞力学模型体现了基础研究层面的飞速发展,而正常细胞与病理细胞的力学特性差异则成为应用研究中疾病诊断的一个新思路。

　　以上是目前生物医学工程学科的主要研究内容。可以看出,生物医学工程具有广泛的应用范围和广阔的发展前景,可以为不同志向的人群提供多方位的科研、就业方向。

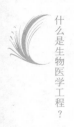

生物医学工程新时代

科学的伟大进步，来源于崭新与大胆的想象力。

——约翰·杜威

▶▶影响世界的生物医学工程技术

➡➡光遗传学——神经控制新技术

大脑是如何工作的？这是一个科学家们几百年来一直感兴趣的问题。他们做了大量的实验，并找到了检验和测试大脑的方法。长久以来，我们对复杂的神经网络连接的理解仅停留在相关性上。2006年，斯坦福大学卡尔·戴瑟罗斯实验室通过在神经细胞中表达光敏蛋白质，响应不同波长的光的刺激实现对神经功能的调控，宣布人类正式拥有了精准操控大脑的工具，即光遗传学。这项技术结合了光和基因工程（通过在遗传密码中插入或删除信息来改变生物的遗传信息）和电生理来控制大脑细胞，使人们能够微创、精准地探究特定的神经环路和大脑功能之间的关系。该技术被《麻省理工学院技术评论》评为该年度十大最有影响的技术之一。2010年该技术入选《自然-方法》年度技术，同年被《科学》杂志认定为自2000年以来的重大突破之一。

在光遗传学研究中，科学家们提取想要研究的神经元的遗传密码，并在其中添加一段新的密码。新的密码允许这些神经元产生一种特殊的蛋白质——视蛋白，其在特定波段光的激发下被激活。视蛋白是自然产生的，最初在藻类中被发现，藻类利用这些蛋白质帮助它们向光的方向移动。

光遗传学技术具有独特的高时空分辨率和细胞类型特异性两大特点，克服了用传统手段控制细胞或有机体活动的许多缺点，能对神经元进行非侵入式的精准定位刺激操作，这彻底改变了神经科学领域的研究状况，为神经科学提供了革命性的研究手段。光遗传学技术的应用在2010年后取得了飞速的发展，应用研究领域涵盖多个经典实验动物种系（如果蝇、线虫、小鼠、大鼠、绒猴以及

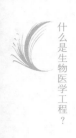

食蟹猴等），并涉及神经科学研究的多个方面，包括神经环路基础研究、学习记忆研究、成瘾性研究、运动障碍、睡眠障碍、帕金森病模型、抑郁症和焦虑症动物模型等。该技术在将来有可能发展出一系列中枢神经系统疾病的新疗法，还可以与其他神经生物学研究工具有机结合，如功能性磁共振造影，以提高研究结果的准确性。光遗传学技术在神经科学领域的应用范围将逐步扩大，重要性将日趋凸显。

➡➡人造皮肤——新型生物材料

皮肤是人体面积最大的器官，可以保持人体水分平衡，并作为第一道防线抵抗大多数病原体入侵。皮肤上丰富的感受器官让我们可以感知冷、热、干、湿、疼痛和压力。此外，皮肤还具有柔软、可拉伸、能自我修复等多种特性。随着材料科学、生物医学工程和电子信息等科学技术的飞速发展，也出于追求美观和多功能等原因，人们对人造皮肤的需求持续增长，越来越多的科学家将研究目光投向了这一领域。

人造皮肤的发展最早可以追溯到 20 世纪 80 年代。到目前为止，许多科学家已从生物高分子材料或合成高分子材料中制造出了十余种人造皮肤。2016 年，美国麻省理工学院的罗伯特·兰格教授等人在《自然-材料》上发表文章,介绍了他们发明的一种新材料。这种材料宛如人的第二层皮肤,可以贴合人体的皮肤并临时改善皮肤弹性,使肌肤更加紧致,让人瞬间恢复青春,并且保持时间可长达 16 小时。这种神秘的材料实际上是一种有机硅聚合物,将它涂抹在皮肤上后会形成一个极薄且透明、几乎不可察觉的膜层,如同健康年轻的皮肤。

2018 年 2 月,美国斯坦福大学鲍哲南团队发布的具有超强灵敏度的"一页纸那么薄"的人造皮肤,其感知能力如同真皮肤一样,而且比真皮肤功能更强大,不但能随时监控各种生理指标,还能将体内的信息与外界相连接。该人造皮肤已经能够感受方向、传递信息和识别盲文。2019 年 5 月,印度研究人员成功利用 3D 生物打印技术打印出人造皮肤,其具有与天然人体皮肤相似的解剖学结构和生化特性等。2019 年 7 月,发表于《科学·机器人学》杂志上的一项科学成果显示,新加坡国立大学的本杰明·蒂和同事发明了一种能感知温度和压力的人造皮肤,其发送信号的速度比人类神经系统快 1 000 倍。2019 年 11 月,在第二届中国国际进口博览会上,日本花王公司展出人造仿生皮肤纤维新技术。该技术运用专业仪器可像喷雾一样将直径仅有头发丝百万分之一的纤维丝喷在肌肤上,轻轻一按就形成一层薄膜,堪称"第二层皮",该类技术主要用于人造皮肤面膜,同年 12 月该类产

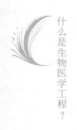

品首次面世。

对于需要进行皮肤移植的患者而言,人造皮肤技术的发展具有重要意义和价值。疾病性皮肤移植是刚需,因此不仅需要保证这类人造皮肤与人体组织具有良好的亲和性,而且需要其可以促进组织修复生长。此外,感觉性人造皮肤能够为人造皮肤植入人造神经,为移植者提供感觉,这是人造皮肤发展的又一突破性进展。对于医学美容而言,人造皮肤几乎用于美容手术的各个方面,此外,人造皮肤面膜类的护肤品在市场上拥有巨大潜力。

➡➡手术机器人——开创精准微创时代

微软创始人比尔·盖茨曾于 2007 年预测,未来每个家庭都将使用家用机器人;在 2013 年他更是表示,机器人将成为科技市场下一项改变世界的技术。而在医疗领域,机器人医生这种技术在疾病治疗中的运用,将是未来发展的必然趋势。达·芬奇手术机器人,又称"内窥镜手术器械控制系统",是目前全球最成功及应用最广泛的手术机器人,其代表着当今手术机器人的最高水平。

达·芬奇手术机器人是一个以微创的方式辅助复杂外科手术的机器人手术系统,由直觉外科公司开发设计和制造,2000 年被美国食品药品监督管理局正式批准投入使用。此手术系统最初主要被用于泌尿外科的微创手术，例如前列腺切除手术，现在被越来越多地应用于心外科、妇科以及小儿外科等外科微创手术。在使用机器人前，进行微创手术的医生需要超长的时间才能精确地掌握医疗技术。而利用达·芬奇手术机器人的立体成像、微创手术刀和控制台，医生可以在相对较短的时间内完成同等水平的手术——在某种程度上，其操作甚至比专家的操作更为"精准"。

手术机器人系统对于外科手术来说绝对是革命性的创新，不仅最大限度地减小了手术创伤，提高了医生的工作效率，更重要的是提高了手术效果，为推动外科手术的进步提供了更多的可能。随着信息技术等的复合应用，手术机器人系统会有越来越多的功能得以实现。例如，随着通信技术的发展，以下情景已成为现实：医生在任何一处地方只需利用通信终端，就可以远程遥控机器人为患者提供治疗服务。目前，在"密歇根中风网络"等案例中，远程遥控机器人的显示屏可以显示医生的动态面孔，病床上的患者则可以通过远程遥控机器人实现与医生的对话，而医生则可以通过网络指挥机器人，为患者诊断病情并提供治疗方案。

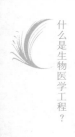

➡➡ **脑-机接口技术——帮助人类超越生物学极限**

脑-机接口是在人脑或动物脑（或者脑细胞的培养物）与外部设备间建立起直接通路，通过脑电波的反馈，让计算机获得信息，采集大脑中的生物特征值，并把信息翻译成机器语言，进而反馈到肌体，完成脑和外部设备间的信息交换。脑-机接口通过神经系统来实现人和机器的互联互通，可以对人脑功能进行补充、修复、增强，甚至可以部分替代原有的正常神经功能活动，在很多领域，其应用前景广阔。在国际上，脑-机接口也一直是世界主要发达国家竞相角逐的战略高地。美国国防部高级研究计划局把神经工程作为持续支持投入的方向。在阿里巴巴达摩院发布的 2021 年十大科技趋势中，脑-机接口技术位列其中。

从 1973 年脑-机接口系统的雏形被首次提出开始，关于脑-机接口技术的研究已经历时 40 多年。1999 年，《自然》杂志首次刊登了有关脑-机接口技术的文章。文章指出，研究人员利用慢皮层电位实现了脑-机接口系统设计。同年，美国沃兹沃思研究中心在纽约伦斯勒维尔学院召开了第一届脑-机接口技术国际会议。2003 年，《自然》杂志报道了尼古莱利斯在美国杜克大学开展的猴脑控制机器人的实验研究工作。2006 年，美国布朗大学的研究人员把一个由 100 个电极组成的微阵列放入人的初级运动皮层中,收集神经电脉冲,将人的运动意图转化为外置装置的真实运动。该成果被《探索》杂志评为 2006 年七大重要的技术发现之一。2020 年 4 月 23 日,美国巴泰尔科研中心和俄亥俄州立大学韦克斯纳医学中心的研究团队在《细胞》杂志上发文称,他们成功利用脑-机接口系统帮助一位瘫痪患者恢复了手部触觉。这项技术能捕捉到人所无法感知的微弱神经信号,并通过发回受试者大脑的人工感觉反馈来增强这些信号,从而极大地优化受试者的运动功能。脑-机接口系统在改进后成为首个能同时恢复运动与触觉功能的系统,受试者不仅能够仅靠触觉就感知到物体,还能够感知握持或捡拾物体时所需的力量。

▶▶生物医学工程的新时代特征

➡➡当前医学领域的重要基础和支柱

19 世纪以来生物医学工程的兴起和发展,使西方医学成为现代医学的主流。各种检测、诊断和治疗的新方法、新技术、新设备的发明极大地提高了医学诊治的水平。可以说,生物医学工程的发展与医学的发展密切相关。生物医学工程为医学发展做贡献的历程就是交叉创新的历程,生物医学工程的发展在很大程度上影响着医

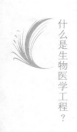

学的发展。

光学显微镜和电子显微镜的出现,不仅将医学研究提高到细胞形态学水平,还使人们能观察到纳米级的微小个体,研究细胞的超微结构对推动医学的发展起了重要作用。X-CT、螺旋 CT、超声成像、核磁共振、计算机断层成像系统、正电子发射断层成像等影像学诊断技术飞速发展,使得患者监护和生化分析等大量新型临床诊断与监护设备出现并普及;种类繁多的激光和电磁治疗设备推动了家庭保健的开展。

影像诊查仪器、数字减影血管造影、射频消融术以及高分子新材料制成的用于介入技术的各种导管相继问世,使介入性诊疗技术飞速进步,成为 20 世纪发展起来的临床医学新领域。人工器官问世后,人工心脏起搏器和人工心脏瓣膜挽救和维持着世界数百万名心脏病患者的生命,人工肾等血液净化技术维持着数十万名肾功能衰竭患者的正常生活,人工晶体、人工关节和功能性假体等已被广泛用于伤残人士的康复和功能辅助。生物力学的研究加深了人们对严重危害人类健康的动脉血管硬化和血栓形成机理的认识,为心脑血管疾病的防治和人工心脏瓣膜、人工血管等人工器官的设计提供了依据,为人体器官因伤病已不能用常规方法救治的情况提供了解决

32

方案。放射医学、超声医学、激光医学、核医学、医用电子技术、计算机远程医疗技术等先进的医疗技术和相关仪器设备的应用都是现代生物医学工程研究开发的成果。我国科学家还将现代工程方法与中医相结合,进行了中医"四诊"客观化、中医专家系统和中医经络的初步研究,为中国传统医学的新发展注入了活力。

生物医学工程在保障人类健康和疾病的预防、诊断、治疗、康复服务等方面所起的巨大作用,使其已成为当前医学领域的重要基础和支柱。

➡➡当前医疗保健产业的重要基础和动力

医疗器械和医药工业同生物医学工程的研究与应用有最直接的联系,所带动的产业在国民经济中占有重要比例,各国在生物医学工程方面的投入随着生活水平的提高逐年增加。美国、欧盟等发达国家和组织已将生物医学工程列为重点支持和发展的领域。美国 2013 年 4 月 2 日正式公布一项被认为可与人类基因组计划相媲美的脑科学研究计划。美国国立卫生研究院在 2014 财年为该计划投入约 4 000 万美元,美国国家科学基金会提供 2 000 万美元,美国国防部高级研究计划局投入 5 000 万美元。2017 财年美国国家卫生研究院对人脑研究计划的研究经费预算金额达到 1.95 亿美元。在私营机构中,对脑科学

生物医学工程新时代

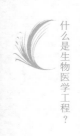

的研究也非常踊跃，例如，艾伦脑科学研究所在 2012 年
3 月启动了为期 10 年的大脑研究项目，每年将为此投入
6 000 多万美元。

综上可见，现代生物医学工程的发展非常迅速，显著
提高了医学诊断和治疗水平，有力地推动了医学科学的
进步，计算机和信息技术在医学和临床上的扩大应用，正
在从根本上改变医院的面貌，对人类生活和社会产生了
不可替代的影响和作用。这门学科面临着众多的新课
题，许多成果又有着极好的产业化前景，因此生物医学工
程又被称为朝阳学科。

➡➡技术发明推动生物医学工程加速发展

列文虎克用他精湛的磨镜片技术发明了高放大倍数
的显微镜，他并没有满足于这一单纯的技术发明，而是用
这一新的技术做了大量的探索，发现了一系列过去没有
发现的微小生物，为生物学和医学的发展打开了微观世
界的大门，使医学诊疗水平有了跨越式的提高。

法国物理学家李普曼发明了毛细管静电计，可检测
小至千分之一伏特的电势变化。英国生理学家沃勒首先
用这一发明描记了动物和人的心脏电活动的波形。荷兰
医学博士爱因托芬进一步采用直径为 0.002 毫米的镀银

石英丝代替动圈和反射镜,比较准确地在体表描记了人的心脏电活动的波形。在此基础上,经过他本人和许多科学家对人心脏各种状态下的心电图的不懈研究,人们发现了正常生理状态下的心电图与各种病理状态下的心电图的规律,形成了心电图学,使得用心电图判断心脏的基本状态成为最基本的临床检测诊断技术之一。

➡➡坚持交叉融合,成就创新之路

1895 年,德国物理学家伦琴发现了 X 射线,这是物理学界的伟大科学发现。正是由于 X 射线的穿透性,其很快被引入医学领域用于检测诊断,由此人们发明了射线透视成像诊断技术,开拓了医学成像诊断这一新方向。不仅如此,美国物理学家科马克经过研究,建议用 X 射线实现人体的断层成像;英国科学家亨斯菲尔德在此基础上最终发明了 X-CT,开创了计算机医学断层成像诊断的时代。

20 世纪 40 年代,美国物理学家拉比、布洛赫和珀塞尔发现了原子核在磁场中的排列规律和原子核在强磁场中能够吸收无线电波的能量,然后重新释放出能量恢复到原来状态的核磁共振现象。美国医学博士达马迪安和物理学家劳特伯、英国物理学家曼斯菲尔德将这一伟大的物理学发现引入医学领域,发明了核磁共振成像技术。

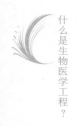

1917 年，法国科学家保罗·朗之万利用居里兄弟发现的逆压电效应现象，成功研制了超声换能器，并发明了用超声探测水下目标的水下定位法，在第二次世界大战中用于军事领域，战争结束后又将其用于工业探伤。1950 年，英国人将这一技术转移到人体疾病的探测上，1956 年，日本人利用多普勒效应实现了人体的超声探测成像技术，使医学成像家族又增添了一个对软组织敏感的新成员。

➡➡生物医学工程的发展趋势

生物医学工程具有以下发展趋势：

各种诊疗仪器、实验装置趋向计算机化、智能化，远程医疗信息趋向网络化，诊疗用机器人将得到广泛应用。

介入性微创、无创诊疗技术在临床医疗中占有越来越重要的地位；激光技术、纳米技术和植入型超微机器人将在医疗各领域里发挥重要作用。

单一形态影像诊查仪器不能满足疾病早期诊断的需要，形态和功能相结合的新型检测系统将大有发展；非影像增显剂型心血管、脑血管影像诊查系统将不断发展。

生物材料和组织工程将有较大发展，生物机械结合型、生物型人工器官将有新突破，人工器官将在临床医疗中广泛应用。

材料和药物相结合的新型给药技术和装置将有很大发展,植入型药物长效缓释材料、药物贴覆透入材料、促上皮组织生长可降解材料、可逆抗生育绝育材料、生物止血材料将有新突破。

未来医疗将由以治疗型为主向预防保健型医疗模式转变,用于社区、家庭、个人的医疗保健诊疗仪器,康复保健装置,以及微型健康自我监测医疗器械和用品将有广泛需求和应用。

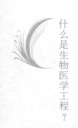

选择生物医学工程专业的五个理由

> 教育之宗旨何在？在使人为完全之人物
> 而已。
>
> ——王国维

▶▶个人成长为什么需要生物医学工程？

➡➡理由一：生物医学工程专业培养理、工、医复合型人才

生物医学工程专业是工程学的一个交叉学科分支，是一门新兴的理、工、医相结合的交叉学科，是多种学科向生物医学方向渗透的产物。它综合运用工程、生物科学和医学的理论和方法，在各层次上研究人体的结构、功能及其相互关系，认识生命运动的"定量"规律，并用以维持、改善、促进人类的健康。它以工程学和生命科学为重

要的基础,从具有理论基础性的非实验性研究到具有实践创新性的应用,生物医学工程专业包括了研究、开发、实现和运用。因此生物医学工程专业培养出来的人才是理、工、医相结合的复合型人才,具有独立分析和解决生物医学工程相关领域专业技术问题的能力。理、工、医相结合就是在知识结构上培养既懂医学又掌握工程技术的复合型人才,这是学科特色的要求,也是社会的需求。生物医学工程师被福布斯称为"高薪低压力"的理想工作。

➡➡理由二:生物医学工程专业培养"高效沟通者"

高效沟通能力对于个人未来的成长与成功非常重要,著名未来学家奈斯比特曾说:"未来竞争是管理的竞争,竞争的焦点在于每个社会组织内部成员之间及其与外部组织的有效沟通上。"生物医学工程是一门高度交叉的学科,需要应用各个领域的知识去处理医学中的有关问题。因此生物医学工程培养"高效沟通者"。临床医生发现并提出问题,工程师应用专业技术解决问题,需要生物医学工程师了解双方的"术语",进行有效的信息交流和沟通。尤其是在跨学科的团队中,成员之间需要清晰地了解各方的情况,做出正确的判断,而生物医学工程师由于其所学的专业具有交叉性,因此能够迅速理解各方的"问题",发挥生物医学工程专业特长,做一个"高效沟通者"。在临床领域,生物医学工程师通过有效的沟通建

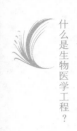

立一个便于患者、医生、同事、其他专业团队成员及公众之间互相学习与合作的环境。在科学研究及企业工作中，沟通的作用越来越重要，生物医学工程专业由于其理、工、医宽泛的知识体系成为各个专业之间沟通的"桥梁"，而这种桥梁作用会进一步增强生物医学工程专业学生的沟通技巧和团队领导能力。

➡➡理由三：学习生理学及医学常识受益终身

生物医学工程虽然不是医学专业，但是课程体系中包括生理学、解剖学等课程，学习这些生理学及医学常识，可以了解自己的身体，能更好地应对日常生活中出现的身心健康问题。例如有这样的真实案例：某公司年轻的女职员，在一次乘电梯途中突遇停电，电梯停在高于二楼 1 米多的地方，由于赶时间，她选择了爬出电梯，却不幸跌倒，脊柱受伤。这时一位同事出于关心，抱起她急忙送去医院，不料这样做却伤及了她的脊髓，致使她将在轮椅上度过后半生。如果这位同事懂一些医学常识，知道急救的基本方法，就不会增加女职员受伤害的程度，也许她还能站起来。

学习生物医学工程专业知识，也能够让我们对市场中出现的"误导"进行甄别。例如电视上出现的"神医宇宙""名人代言"，互联网推荐的"莆田系"医院，如果我们具备一些基本的医学常识,就不会相信这些超越目前医学发展水平的"新特"产品,不仅可以避免经济上的损失,更重要的是不会贻误最佳的治疗时机!

▶▶**科技创新为什么需要生物医学工程?**

➡➡**理由四:生物医学工程是国家的强国战略重点发展方向**

"一带一路"倡议、《中国制造 2025》等强国战略的提出,让生物医学工程有了更为广阔的市场发展空间。"一带一路"是中国国家主席习近平同志于 2013 年提出的跨时代、跨地区、贯穿亚欧非大陆的倡议。在"一带一路"沿线的国家和地区中,仍有医疗技术事业发展欠发达区域。我国众多的医疗企业携带大量资源,通过"一带一路"途径进入"一带一路"沿线国家和地区,为改善当地落后的医疗条件做出了实际贡献。例如,在肯尼亚项目中,东软医疗作为肯尼亚政府"全民健康覆盖计划"的核心合作伙伴,为肯尼亚 37 个郡提供了高端医学影像设备、影像云服务及临床应用培训等一站式集成解决方案,解决了当地居民的看病难问题,展示了"中国制造"的理念和态度,深化了"一带一路"倡议的主题。

《中国制造 2025》是国务院于 2015 年 5 月印发的部署全面推进实施制造强国的战略文件,是中国实施制造

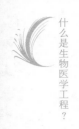

强国战略第一个十年的行动纲领。《中国制造2025》将引导中国由制造业大国向制造业强国转变,提高医疗器械行业的创新能力和产业化水平,重点发展影像设备、医用机器人等高性能诊疗设备,寻找该领域新技术的突破和应用。《中国制造2025》将高性能医疗器械列为重点发展的领域,必将加快我国由医疗器械制造迈向医疗器械创造的进程,医疗器械产业也将由数量向质量蜕变,打造医疗器械产业的中国"智造"。生物医学工程专业作为新时代理、工、医交叉的新工科,将为"一带一路"倡议、《中国制造2025》等强国战略培养不可或缺的医疗技术人才。

▶▶ 全球化为什么需要生物医学工程?

➡➡理由五:国际视野下的生物医学工程

生物医学工程发源于欧美,是许多发达国家优先发展的高技术型支柱产业(尤其在欧美国家,生物医学工程是最热门的十大专业之一)。美国是生物医学工程产品最大的生产、使用和出口国,其次是日本、德国和法国。20世纪90年代以来,日本的生物医学工程产业发展速度很快。日本制造的生物医学工程产品安全性和可靠度很高,在世界市场上占有很高的比例。日本厚生省设立了人类科学基金,组织世界范围内的专家学者进行生命科学及生物医学工程研究,促进生物医学工程产业的发展。

法国政府和医疗器械技术工业组织借助于国际市场出口生物医学工程技术和产品，成为世界排名第四的医疗器械产业大国。为了保证生物医学工程产品的安全、有效，1992年以加拿大、欧盟各国、美国、日本等为创始成员的全球协调工作组成立，其主要的工作包括协调各成员间的管理法规、质量标准和质量认证规范的差异等。生物医学工程产业由于巨大的经济效益，已经形成了国际性的快速发展趋势，各个国家纷纷在"创新能力"上发力，力求创造更大的经济价值，并造福于人类的健康事业。

生物医学工程也是目前我国现代医药产业的两大支柱之一，科技部已将其列为我国国民经济的一个新的增长点。高水平、国际化的人才培养不仅是先进国家高等教育国际化的重要标志，也是世界一流大学的普遍特征。经济全球化对教育也产生了广泛而深刻的影响，地域之间、国家之间的教育屏障将被逐步消除，而代之以全球性的教育交流和合作。我国加入世界贸易组织后，高等教育的开放程度达到了前所未有的高度，《服务贸易总协定》中的四种国际服务贸易方式在高等教育服务领域均以不同形式兴起与发展，如中外联合办学、师生互派、学位学分互认等。"引进来、送出去"，培养具有全球视野的国际化人才是生物医学工程专业的目标。目前生物医学工程专业的师资拥有海外留学背景的占很大比例，课程

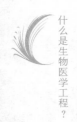

设置强调"新"和"前沿"，紧随科学前沿，不断更新。本科生、研究生也有很多的机会接受由国内与国外的高校联合进行的培养，获得双学位。学生在毕业后也可以选择到海外高校的生物医学工程专业进行深造。

学科：生物医学工程的专业图谱

良医则贵察声色，神工则深究萌芽。

——孙思邈

▶▶生物电现象

现代化的家庭几乎样样都离不开电。电灯、电扇、电冰箱、电话、电视机等。可是你可知道，我们人体也有电的产生与电的不断变化呢！

实际上，我们人体是由许多细胞构成的，细胞是我们机体的最基本的单位，当机体的各个细胞执行它们的功能时，人体相应的生命现象才能延续不断。同样的，我们若从电学角度考虑，细胞也是一个生物电的基本单位，它们还是一台台的"微型发电机"呢。原来，一个活细胞不论是处于兴奋状态还是处于安静状态，都在不断地发生

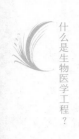

电荷的变化，科学家们将这种现象称为"生物电现象"。生物电就是生命活动过程中的一类物理、物理-化学变化，是正常生理活动的表现，也是生物活组织的一个基本特征。生物电现象是生命活动的基本特征之一，各种生物均有电活动的表现，大到鲸鱼，小到细菌，都有或强或弱的生物电。其实，细胞的英文 cell 一词也有电池的含义，无数的细胞就相当于一节节的微型电池，是生物电的能量源泉。

生物电和电流的概念迥然有别，电流是电荷移动所产生的，而生物身上的生物电是由于在细胞膜上存在一些特殊的通道，当细胞膜内、外的离子浓度失衡时，细胞膜上特殊的通道就会打开，使钠、钾、钙等离子从细胞膜外流进细胞或者流出细胞而形成的。如果没有这些生物电，生物不可能有任何的生命活动。

细胞未受刺激时所具有的电势称为"静息电位"，细胞受到刺激时所产生的电势称为"动作电位"。而电位的形成则是由于细胞膜外侧带正电，细胞膜内侧带负电。细胞膜内、外带电荷的状态被称为"极化状态"。由于生命活动，人体中所有的细胞都会受到内、外环境的刺激，细胞就会对刺激做出反应，这在神经细胞（又叫神经元）和肌肉细胞上尤为明显。科学家们称细胞的这种反应为"兴奋性"。一旦细胞受到刺激产生兴奋，细胞膜在原来静息电位的基础上便产生一次迅速而短暂的电位波动，这种电位波动可以向它周围扩散，这样便形成了动作电位。既然细胞中存在着上述电位的变化，我们便可用极精密的仪器将它测量出来。

➡️ ➡️ 生物电和心电的发现

在现代社会，我们要想检查心脏健康状况，最方便的办法之一就是做心电图。而在现代心电仪被发明之前，人们为了测量心电信号可谓用尽了各种"奇葩"设备。从使用青蛙腿到玩具小火车，再到将金属丝捅进心脏，科学家们的想象力总是一次又一次地突破人类认知的边界。人类发明心电仪的前提是先认识到"心脏带电"。可光是论证生物体带电这回事，就耗费了科学家半个多世纪的时间。

1786年，意大利科学家路易吉·伽伐尼发现，当金属接触青蛙腿上暴露在外的神经时，电火花闪过，青蛙腿肌肉收缩。由此，伽伐尼提出了"生物电"的概念。简单地说，就是生物体内存在着电。然而，伽伐尼的理论受到了意大利科学家亚历山德罗·伏打的质疑。伏打认为，造成青蛙腿抽动的电流来自触碰青蛙腿的导体小棍。在试图证伪生物电的过程中，伏打发明了电池。伏打把一块锌板和一块铜板分别浸泡在盐水中，两种不同导体间的

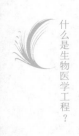

电压差产生了电流。伏打希望以此说明，造成青蛙腿抽动的电流来自金属而非生物体自身。虽然伏打发明的电池具有跨时代的意义，但是他对于生物电的批驳却是错误的。

除了伽伐尼，后续还有不少科学家用实验证明了生物电的存在，其中一位是卡洛·马泰乌奇，他是一位意大利科学家。在一次实验中，马泰乌奇想用电流计测量青蛙腿产生的生物电强度，值得一提的是，此时距离伽伐尼去世差不多 50 年，电流计正是以伽伐尼的名字命名的。但是，使用电流计难免需要接入金属导体。这样，金属和青蛙腿之间也会因电压差而产生电流，那么电流计的读数可能就不完全是生物电。马泰乌奇的神来之笔来了，既然"伏打电堆"可以串联多个金属单元，那我也可以堆一个"青蛙堆"。于是，马泰乌奇把多个青蛙腿串联在了一起，并且证明了电流计读数会随着青蛙腿数量增加而增加。由于整套装置的金属导线是不变的，电流计读数每次增加的部分则是百分之百的生物电了。20 世纪初，爱因托芬用灵敏的弦线电流计直接测量到微弱的生物电流。1922 年，加塞和厄尔兰格首先用阴极射线示波器研究神经动作电位奠定了现代电生理学的技术基础。1939年，霍奇金和赫胥黎将微电极插入枪乌贼大神经，直接测出了神经纤维膜内、外的电位差。这一技术上的革新推动了电生理学理论的发展。1960年,电子计算机开始应用于电生理学的研究,使诱发电位能从自发性的脑电波中被清晰地区分出来,并可对细胞信号发放的参数精确地分析计算。生物电的争议虽然尘埃落定,但是青蛙腿和心电的渊源还不止于此。

→→心电

1846年,马泰乌奇的下一个神来之笔来了,他把一条青蛙腿封在试管里面制成了简单的电流计,然后把这个电流计直接接到了青蛙的心脏上。结果表明,青蛙心脏的每一次跳动都会造成试管里的青蛙腿抽动。换句话说,青蛙用自己的腿证明了自己的心脏存在电流。这个实验开启了科学家对心电信号的追寻。显然,用青蛙腿测量生物电不是长久之计。人们迫切需要更加精准的设备来观测心电信号。1872年,法国物理学家李普曼发明了毛细管静电计,这种电流计的核心是一个高度会随着电流变化的水银柱,其精度和灵敏度就不是青蛙腿能够相提并论的了。1887年,英国生理学家奥古斯都·沃勒采用这种毛细管静电计首次绘出了人的心电图。

或许你会觉得沃勒只是拿过来一个现成的发明,这个过程好像没什么技术含量,然而事实并非如此。在沃勒之前,已经有不少科学家尝试用这种电流计测量心电,

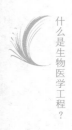

然而他们只是在离体的动物心脏上进行了测量。而沃勒是第一个意识到心脏上的电流可以从身体内部传导至身体表面，并在身体表面测量的人。但是，水银柱只能反映一个瞬间的电流强度，无法实时记录不断变化的心电信号。为了解决这个问题，别出心裁的沃勒把成像板装在一辆玩具小火车上。我们可以设想一下，一个人拿着一支粉笔在黑板上只做上下移动，而另一个人水平抽动黑板，那么呈现在黑板上的就是一条连续的曲线。同理，每一个瞬时的水银柱高度被投影到成像板上，而成像板则被小火车拉着以固定的速度移动，就这样，历史上的第一个实时测量的连续心电图诞生了，如图2所示。

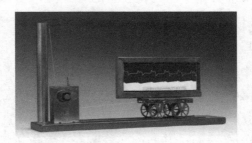

图 2　世界上第一张连续心电图

除了硬件设备，爱因托芬还发明了一套心电图符号术语。可能有很多人拿到自己的心电图报告之后，会觉得图纸上标注的"导联Ⅰ，Ⅱ，Ⅲ"，"PQRST 波"像密码一样，很复杂、很神秘的样子。其实，所谓的导联就是指测量心电图时，采用多个位置不同的正、负电极组，而

"Ⅰ，Ⅱ，Ⅲ"等编号则代表了电极的位置。

目前的标准心电图包括了 12 组导联，有人或许会问，为什么我们需要那么多电极组呢？只测一个位置的信号不行吗？其实，这跟我们照相的道理一样。打个比方，我们想在网上了解某一款车，一张照片只能反映一个特定的角度，我们需要看多个角度的照片才能充分了解这辆车的全貌。同样的，我们的心脏是一个三维物体，电信号遍布于整个心脏，一组正、负电极只能提供一个特定角度的一维快照。通过多个角度的测量，我们才能更全面地了解心脏活动。

导联编号包含的是空间信息，而 PQRST 则是心电图在时间上的标记。我们的每一次心跳并不是一下完成的，而是心房先收缩，心室再收缩，随后心室电极复位，这个过程反映到心电图上就是几个高低不同的波。爱因托芬在 1895 年首次对心跳的波形进行了标注：P 波代表了心房的收缩，QRS 波群代表了心室的收缩，而 T 波代表了心室的电极恢复到初始状态，而这个标注也一直沿用到了今天。

➡➡肌电

肌电图是应用电子学仪器记录肌肉静止或收缩时的电活动，以及应用电刺激检查神经、肌肉兴奋及传导功能

学科：生物医学工程的专业图谱

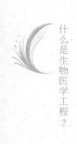

的方法,英文简称 EMG。通过肌电图检查可以确定周围神经、神经元、神经肌肉接头及肌肉本身的功能状态。实际使用的描记方法有两种：一种是表面导出法,即把电极贴附在皮肤上导出电位的方法；另一种是针电极法,即把针电极刺入肌肉导出局部电位的方法。用后一种方法能分别记录肌肉每次的动作电位,而根据从数次每秒到二三十次每秒的肌肉动作电位情况可以发现频率的异常。应用肌电图还可以诊断运动机能失常的原因。平常所用的针电极称为同心电极,它是把细针状电极穿过注射针的中心,两者绝缘固定制成的。肌电图检查多用针电极及应用电刺激技术,检查过程中有一定的痛苦及损伤,因此除非必要,不可滥用此项检查。另外,检查时要求肌肉能完全放松或不同程度地用力,因而要求受检者充分合作。对于某些检查,检查前要停药,如新斯的明类药物应于检查前 16 小时停用。

通过测定运动单位电位的时限、波幅,安静情况下有无自发的电活动,以及肌肉大力收缩的波形及波幅,可区分神经源性损害和肌源性损害,诊断脊髓前角急性及慢性损害(如脊髓前灰质炎、运动神经元疾病),神经根及周围神经病变(如神经损伤的部位、程度、范围和预后)。另外对神经嵌压性病变、神经炎、遗传代谢障碍神经病、各种肌肉病也有诊断价值。

➡➡脑电

脑电是大脑在活动时，大量神经元同步发生的突触后电位经总和后形成的。它记录大脑活动时的电波变化，是脑神经细胞的电生理活动在大脑皮层或头皮表面的总体反映。脑电波来源于锥体细胞顶端树突的突触后电位。脑电波同步节律的形成还与皮层丘脑非特异性投射系统的活动有关。脑电波是脑科学的基础理论研究，脑电波监测广泛运用于临床实践应用中。脑电的本质是生物电的一种，德国生理学家和精神病学家汉斯·贝格尔在 1924 年记录了首个人类脑电图，脑电图的发明被描述为"临床神经病学史上最令人惊讶、最显著、最重要的发展之一"。

人脑中有许多神经细胞在活动着，呈现出电器性的变动。也就是说，有电器性的摆动存在。而这种摆动呈现在科学仪器上，看起来就像波动一样。脑中的电器性摆动我们称之为脑波。用一句话来说明脑波：它是由脑细胞所产生的生物能源，或者是脑细胞活动的节奏。现代科学研究已经证明，人脑工作时会产生自己的脑波，可用电子扫描仪检测出来，已有研究证实大脑至少有四种不同的脑波。

生物体内广泛、繁杂的电现象是正常生理活动的反

学科：生物医学工程的专业图谱

53

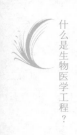

映，一定的生理过程对应着一定的电反应。因此，依据生物电的变化可以推知生理过程是否处于正常状态，如心电图、脑电图、肌电图等生物电信息的检测等。反之，当把一定强度、频率的电信号传输到特定的组织部位，则又可以影响其生理状态，如用"心脏起搏器"可使一时失控的心脏恢复到正常跳动节律。应用脑的电刺激术可医治某些脑疾患。在颈动脉设置血压调节器，则可调节患者的血压。机械手、人造肢体等都是利用肌电实现随意动作的人-机系统。可以预见，生物电在医学、仿生学、信息控制、能源等领域将会不断开拓其应用范围。

▶▶ 生物医学信号处理

➡➡信息与信号的概念及信号处理的任务

✥✥什么是信息？

现代社会中，"信息"是家喻户晓的词。但是，究竟什么是"信息"呢？著名数学家香农指出，信息是用来消除随机不定性的东西。通俗一点来说，信息是指对消息的接收者来说预先并不知道的报道。举例来说，你刚刚参加完高考，还不知道考试成绩及录取结果，这就是一种不确定的状态。突然有一天，你的老师对你说："你被大连理工大学录取了！"从信息的角度来说，你获取了高考录取结果的信息,消除了你高考录取结果的不确定性。但是,如果再有人告诉你同样的消息,由于你已经知道结果了,因此你没有获得信息,而只获得了消息。

✤✤ 什么是信号?

大家每天都要使用手机,或者进行语音通信,或者浏览网页,或者网上购物,等等。有时候,我们常常会发出这样的感慨:"信号太不好了!"那么,信号不好是什么意思呢? 信号又是什么呢?

信号是表示信息的物理量,是运载信息的工具,是信息的载体。打个比方,用汽车或火车把一批货物从大连运送到北京。把这个运输问题与信号传输问题即通信问题做一个类比:通信中要传递的信息就好比运输问题中的货物,而通信中的信号就对应运输问题中的汽车或火车。也就是说,信号是信息传递中的运载工具。

在现代科学技术中,特别是在电子信息技术中,最常见的信号是电信号,即随时间、空间或其他独立变量变化的电流或电压,也可能是电荷、磁通或电磁波等。以各种其他物理量形式表示的信号,例如光、声音、温度、压力等,往往先通过传感器转换成电信号,再进行分析处理或传输。

信号种类繁多,应用领域极广。若按照数学关系、取

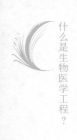

值特征、能量功率、处理分析、所具有的时间函数特性、取值是否为实数等，信号可以分为确定性信号和非确定性信号（又称随机信号）、连续时间信号和离散时间信号、能量信号和功率信号、时域信号和频域信号、时限信号和频限信号、实信号和复信号等。若按照实际用途来划分，信号则包括电视信号、广播信号、雷达信号、通信信号、地震信号、机械振动信号、生物医学信号等。

❖❖信号处理的任务

　　信号处理的任务就是从信号中提取信息，或者把信号变为更适合使用者应用的形式。

➡➡常见的生物医学信号及其生理基础

　　生物体的电学、化学和力学活动会产生各种可测量的信号，这些信号就是生物医学信号。生物医学信号包含了许多有用的信息，反映了生物体的生理状态或变化，可用于医学诊断。

❖❖生物电信号

　　生物电信号是一类最为常见且应用最为广泛的生物医学信号，其产生机理是生物体细胞内部和细胞之间的电化学变化。临床上常见的心电图、胃电图、脑电图和肌电图等都是生物电信号。

❖❖❖ 生物磁信号

生物磁信号一般指由人体的心脏、大脑和肺等器官产生的磁场。相比于生物电信号,生物磁信号要更加微弱,常用更加精密的磁场传感器进行测量。临床上常见的生物磁信号包括脑磁图、神经磁图、胃肠磁图和心磁图等。

❖❖❖ 生物化学信号

生物化学信号反映了生物体内各种化学物质浓度变化的信息。例如细胞内各种离子浓度、血液中氧分压和二氧化碳分压等,都是可测量的生物化学信号。这些信号可用来确定生理系统的各种状态。

❖❖❖ 生物力学信号

生物系统的力学参量都是生物力学信号。例如,常见的血压信号所反映的是血液对血管壁的压力。血压升高,表示的是血液从心脏泵出并流向身体其他部位,其最大值称为收缩压;而血压下降,则对应心室的舒张期,其最小值称为舒张压。

❖❖❖ 生物声信号

严格说起来,生物声信号属于一种特殊的、涉及振动或声音的生物力学信号。常见的生物声信号包括血液流过心脏瓣膜时所产生的独特的声音,这种信号可以用来

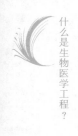

判断心脏瓣膜的功能是否正常。此外，呼吸系统、关节和肌肉等也都会产生声信号，这些体内的信号可以经过生物组织传播出来，并在体表进行检测。

❖❖ **生物光信号**

所谓生物光信号，既可以指由生物体自发产生的光信号，也可以指外界导入的光信号。在临床上，通过测量羊水的荧光特性，可以判定胎儿的健康状况。通过检测进入血液循环系统的染料的浓度，可以估计心输出量。利用红外光可以精确测量组织的血氧浓度。

❖❖ **生物医学信号的特点**

由于生物体是一个极其复杂的系统，因此，由该系统产生的生物医学信号也具有许多复杂的特性。

首先是随机性。这种随机性主要表现在两个方面：一是生物系统的特异性使得生物医学信号因人而异；二是这种信号的特性会随时间变化而发生变化。因此，生物医学信号需要足够的数据样本来进行统计分析。

其次是强噪声。生物医学信号本身的能量很弱，常见的生物医学信号的电压幅度一般在毫伏量级，还有一部分在微伏量级，甚至更低，再加上人体噪声、测量噪声和环境干扰等因素的影响，使得信号的"信噪比"（信号与噪声的功率之比）非常低，这对于信号的检测和分析是非常不利的。

最后是非线性。生物体的高度复杂性，使得人们不能用线性系统的概念来对生物医学信号进行描述。由这种非线性系统产生的信号，也具有显著的非线性特性。实际上，神经和肌肉兴奋的不应期就是这种非线性的表现。

生物医学信号的以上特点决定了对这类信号进行分析处理具有困难性与复杂性。

➡➡信号分析与处理的经典方法

所谓信号分析与处理，是指从检测到的信号中去除无用成分并提取有用信息的过程，是电子信息技术的重要领域之一。医学信号分析与处理，则是对生物医学信号进行这样的操作，以便揭示出医学信号中隐藏的信息，达到辅助临床诊断的目的。

✦✦信号的直方图分析

直方图所表示的实际上是数据的样本概率密度函数，其用途主要是对数据进行统计分析，以便了解研究对象的性能和特点。

✦✦信号平均

由于生物医学信号相对微弱，因此经常受到噪声的

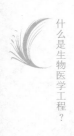

影响，使得信号的特征难以识别，难以获得可靠的临床诊断信息。信号平均是去除随机噪声的基本方法。许多生物医学信号具有一定的准周期特性，例如心电信号、血压信号和血流速度信号等。以血压信号为例，考虑到血压信号具有一定的准周期特性，且其受到呼吸和其他噪声的影响，在直接利用血压信号进行参数测量之前，应该先采用信号平均方法去除其中的噪声。这样对于改善信号的特性具有重要意义。

❖❖信号的相关分析

信号的相关函数可表征信号在不同时刻取值间的关联程度，是一种常用的在时域上揭示信号间内在联系的信号处理方法。在生物医学信号处理中，常依据对信号的相关分析从噪声中检测信号，用来测量人体神经传导速度或血液的流速等。

❖❖信号的数字滤波技术

数字滤波技术是指对数字信号进行滤波处理，以消除信号中的噪声、干扰等无用成分，提取出信号的有用成分，或实现对信号的参数估计等，是数字信号处理的基本方法之一。

完成数字滤波的方法称为数字滤波器。数字滤波器在医学信号分析处理中有很多应用，例如噪声干扰去除、信号参数估计、信号基线调整等。

以上介绍的信号处理方法都是在时域进行的。实际上,在信号处理中还有一类方法是在频域进行的,即把时域信号 $x(t)$ 或 $x(n)$ 经傅立叶变换转变到频域,再在频域进行分析处理。频域处理具有一些时域处理不具备的优良特性,例如,可以非常方便地对信号的频率特性(常称为"频谱")进行分析,可以使时域处理的算法更为简单快捷等。

傅立叶分析理论是法国科学家傅立叶于 19 世纪初提出的,其核心思想是任意周期函数都可以分解为三角函数的无穷级数和。200 多年来,傅立叶分析理论得到迅速发展。除了傅立叶最初提出的傅立叶级数理论之外,还发展出了离散傅立叶级数、傅立叶变换、离散时间傅立叶变换、离散傅立叶变换、快速傅立叶变换、短时傅立叶变换、分数阶傅立叶变换等理论方法,在现代科学技术中占有重要地位,并在电子信息、通信、广播电视和其他许多工程技术领域得到广泛应用。

频谱分析技术对于脑电图的分析是很有意义的。例如,患有读字困难症的儿童,其抽象思维能力正常,但读字困难,常把互为镜像的字母(如 b 和 d)或上下相反的字母(如 u 和 n)等弄混淆。分析其脑电图波形很难发现问题,但是如果在频域进行分析,则可以清晰地看出这类病症的异常。

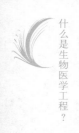

❖❖❖信号的自适应滤波

自适应滤波是信号处理领域的一个非常重要的分支。所谓自适应滤波，是指根据环境的改变，系统具有自学习和自调整的能力，能够跟踪输入信号的时变特性，并依据预先确定的某种最优准则，实现在这种准则下的最优滤波。

自适应滤波器的应用非常广泛。下面以自适应噪声抵消器说明从母体心电信号中提取胎儿心电信号的技术。胎儿心电信号是在孕妇母体腹壁测量的。实际上，从母体测量得到的心电信号包含三个部分，即母亲的心电信号、胎儿的心电信号和测量噪声。其中，要提取的胎儿心电信号是被淹没在母亲心电信号和测量噪声之中的。

采用自适应噪声抵消器可以有效消除母体心电信号对胎儿心电信号的影响，提取出较为纯净的胎儿心电信号，以便于临床进行进一步的分析。

➡➡信号分析处理的现代方法

自 20 世纪 80 年代以来，信号处理的理论与方法得到迅速发展，并广泛应用于医学信号的分析与处理应用中，进而有力推动了医疗仪器技术的发展和临床诊断技术的进步。本部分简要介绍非高斯信号的分数低阶处理、非平稳随机信号的时频分析、独立分量分析、信号的小波变换、信号的经验模态分解、以大数据与深度学习为核心的人工智能技术，并介绍这些新理论、新方法在医学中的应用。

❖❖❖ 非高斯信号的分数低阶处理

为了方便起见，随机信号或噪声通常用高斯分布（正态分布）来描述。但是在一些情况下，真实的信号或噪声不服从高斯分布，从而使对应的信号处理方法出现性能退化。为了更精准地描述这些随机信号，20 世纪 90 年代出现了用 Alpha 稳定分布模型描述随机信号的方法，并相应地采用分数低阶统计量来进行分析处理，从而形成了一类非高斯信号处理的领域。这种方法在医学信号分析处理中也得到了较为广泛的应用。

❖❖❖ 非平稳随机信号的时频分析

随机信号根据其统计特性是否随时间变化，可以划分为平稳随机信号和非平稳随机信号。生物医学信号一般属于非平稳随机信号。

信号的时频分析是 20 世纪 80 年代发展起来的信号分析处理方法，其基本思想是：设计时间和频率的联合函数，用它同时描述信号在不同时间和频率的能量密度或强度。时间和频率的这种联合函数简称为时频分布。利用时频分布来分析信号，能给出各个时刻的瞬时频率及

学科：生物医学工程的专业图谱

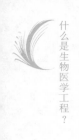

其幅值，并且能够进行时频滤波和时变信号研究，相比前文介绍的时域分析方法和频域分析方法，时频分析方法可揭示出信号中更多的信息。

❖❖独立分量分析

独立分量分析是 20 世纪 90 年代发展起来的一种新的信号处理技术。基本的独立分量分析是指从多个源信号的线性混合信号中分离出源信号的技术。除了已知源信号相互统计独立外，一般无须更多的先验知识。独立分量分析是伴随着盲信源问题而发展起来的，故又称盲分离。

独立分量分析技术在医学信号分析与处理中应用广泛，例如噪声中的信号提取、不同特性信号的分离等。

❖❖信号的小波变换

小波变换是一种新的变换分析方法，它提供一个随频率改变的"时间-频率"窗口，是进行信号时频分析和处理的理想工具。它的主要特点是通过变换能够充分突出问题某些方面的特征，能实现时间（空间）-频率的局部化分析，通过伸缩平移运算对信号逐步进行多尺度细化，最终达到在高频处对时间细分，在低频处对频率细分的目的。小波变换能自动适应时频信号分析的要求，从而聚焦到信号的所有细节，成为继傅立叶变换以来科学方法上的又一重大突破。

❖❖ 信号的经验模态分解

经验模态分解是由美国国家航空航天局的华裔科学家黄锷博士于 1998 年提出的一种新的处理非平稳信号的方法，是希尔伯特-黄变换的重要组成部分。基于经验模态分解的时频分析方法既适用于非线性、非平稳信号的分析，也适用于线性、平稳信号的分析，并且对于线性、平稳信号的分析比其他的时频分析方法更好地反映了信号的物理意义。经验模态分解的实质是通过特征时间尺度来识别信号中的内在模式函数。与其他信号处理方法相比，经验模态分解方法是直观的、间接的、后验的、自适应的，其分解所用的特征时间尺度是源自原始信号的。在医学信号分析处理中，经验模态分解常用于信号与噪声的分离和信号中趋势特性的去除等。

❖❖ 以大数据与深度学习为核心的人工智能技术

近年来，以大数据和深度学习为核心的人工智能技术得到迅速发展，并广泛应用于包括医疗在内的众多领域。以往的信号处理方法基本上是基于小数据（或信号）通过建立相关模型来进行的。目前，临床医学诊疗每时每刻都在产生海量的医学数据。大数据的出现对信号处理理论和方法提出了新的挑战。

与以往信号处理方法不同，大数据条件下的数据分析处理是以数据驱动的，或者说是通过数据来训练系统

学科：生物医学工程的专业图谱

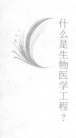

的。例如，目前的热点技术"深度学习"就是学习样本数据的内在规律和表示层次，这些在学习过程中获得的信息对诸如文字、图像和声音等数据的解释有很大的帮助。下面简要介绍一个采用深度学习技术对临床获取的膝关节摆动信号的数据进行分类识别的例子。

膝关节摆动信号是膝关节屈曲或伸展时发出的声音或振动信号，在髌骨及内、外侧胫骨放置传感器可检测到这种信号。对数据进行一定的预处理后，基于张量流动框架对深度学习网络进行有监督的训练，再用测试集数据对训练好的模型进行测试。

测试结果显示了深度学习技术对膝关节的正常和异常数据进行分类的优良特性。其中将正常与异常数据分类的正确率为 97%，特异性为 96%，而灵敏度达到 100%，均比非深度学习方法有所提升。可以预期，大数据和深度学习技术会进一步与临床医学紧密结合，在人工智能精准医疗方面取得更好的成果，造福于人类。

▶▶医学成像

早在远古时代，人类就有着强烈的透视人体的愿望。体内的脏器是如何工作的？疾病对我们的身体造成了哪些伤害？这一系列关系到生命健康的问题促使人们希望看清体内发生的各种变化。然而，要达到这样的目的，当时的人们除了解剖人体之外别无他法。根据上古时期流传至今的神农尝百草传说,神农氏通过透明的肚子看清药物和食物在体内的消化过程,这正是人类希望看透身体的愿望的反映。

令人欣喜的是,在医学影像蓬勃发展的今天,上述愿望均可通过不切开人体的方式来实现。借助现代的医学成像技术,人们不仅能看清人体内组织的形态,甚至可以看到器官的生理功能影像,这是过去难以想象的。在专业术语中,那些能够看到人体内组织形态的医学影像技术被称作解剖学成像,比如常见的 CT、核磁共振、超声影像等;而那些能够将生理功能呈现在图像中的技术则被称为功能成像,比如功能核磁、正电子发射断层成像等。

好奇的读者一定想知道现代技术是如何透过体表看到人体内部的。你可能会想到,我们需要可以穿透人体的信号,比如 X 射线或者超声波。但是,仅有这些信号是不够的,医学成像技术是物理学、电子学、数学、计算机科学等多门学科交叉的产物,它集中体现了生物医学工程的多学科交叉融合特色,是一门影响了每个人生命健康的工程科学。

接下来,编者将带着大家了解各种医学影像模式的产生和发展过程,概述它们的特点,展望医学成像技术的发展方向并介绍我国在这个领域取得的快速进展。

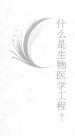

➡➡**X 射线成像：一门伟大学科的开端**

现代医学成像技术始于德国物理学家伦琴发明的
X 射线成像技术，图 3 展示了伦琴拍摄的经典的手骨
X 射线图像。1901 年，伦琴因为发现了 X 射线获得了首
届诺贝尔物理学奖。细心的读者可能已经注意到，伦琴
获得的是物理学奖而不是生理学或医学奖，这充分说明
了医学成像技术对物理学理论突破的深深依赖。X 射线
的发现使人们首次找到了可以透视人体的方式。

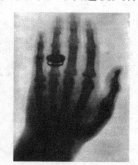

图 3　德国物理学家伦琴拍摄的手骨 X 射线图像

从成像原理的角度来讲，X 射线经过不同密度的人
体组织会产生不同程度的衰减，使得感光材料接收到的
图像包含了明暗差异，让人们看到了不同组织的"投影"。
X 射线成像本质上是一种投影成像，它和路灯照在人身
上投下影子是同一个道理，区别在于这个特殊的"灯光"
可以照穿人体。

伦琴的伟大不仅在于他的科学发现,还在于他高尚的人格。他不仅治学极其严谨,还不贪图名利。伦琴没有用这个发现去赚钱(虽然他不富裕),而是声明自己的成果属于全人类。伦琴的发现为医学成像学科开了个好头,为后面更精彩的故事做了铺垫。

➡➡**CT 成像:第一次看清人体内部**

X 射线虽然能穿透人体,但凭借它也只能看到一个投影而已。在 X 光片中,前面和后面的组织都叠加在一起,只有经验丰富的医生才能从中解读出重要的信息。CT 的出现让人们第一次看清了人体内的组织。肺部 X 射线图像与 CT 图像如图 4 所示。人们从 X 射线图像看到的肺部、肋骨以及血管组织都是重叠在一起的,而从 CT 图像中则可以清晰地看到肺部的断面。

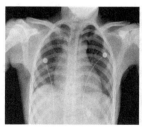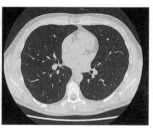

图 4 肺部 X 射线图像(左图)
和肺部 CT 图像(右图)

CT 拍摄的图像是仿佛把人体截断后看到的断面。

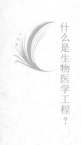

这是如何做到的？奥秘就藏在 CT 的名字里。CT 的中文翻译是计算机断层成像，可见 CT 成像离不开计算机的参与。CT 的采集过程是围绕人体拍摄多个角度的 X 射线投影，然后让计算机根据特定的算法从多个角度的投影来"反推"出体内组织的形态，这个计算过程被称作图像重建。

CT 图像重建算法的原型早在计算机出现之前就被提出了，也就是业内知名度很高的雷登变换方法，它是由美国数学家雷登于 1917 年提出的。当然，雷登是无法想象他的研究后来被用于透视人体的，他当时只是凭兴趣发明了一种通过投影"猜出"物体内部信息的方法。20 世纪中期，计算机的出现让科学家得以运用数学算法来重建 CT 图像。1979 年，英国工程师豪斯菲尔德和美国物理学家柯马克因为发明 CT 而共同获得了诺贝尔生理学或医学奖，这二人的贡献各有侧重，但都独立研制了 CT 的原型机。最早的 CT 设备需要几十分钟来完成头部的小范围扫描，像素分辨率也是厘米级的。如今的 CT，已经可以在数秒内完成全身扫描，并且达到亚毫米级的精度，成为临床最常用的断层成像设备。

➡➡核磁共振成像：测量体内的质子

除了 CT 成像，核磁共振成像也是一种断层成像技

术。人们去医院看病，有时候医生建议做 CT，有时候建
议做核磁共振。既然 CT 和核磁共振都是断层成像，都是
观察人体的断面，那么二者的区别在哪里呢？图 5 展示
了一幅脑部的 CT 图像和脑部的核磁共振图像，你能看出
二者有哪些区别吗？

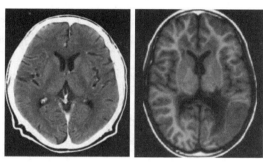

图 5　脑部 CT 图像（左图）
和脑部核磁共振图像（右图）

　　X 射线成像和 CT 成像都是基于 X 射线信号的影像
模式。X 射线对人体有辐射伤害，并且对于肌肉、内脏实
质等软组织的成像对比度不高，而对于骨骼、肺部这些组
织则有较好的对比度。相对而言，核磁共振成像没有用
射线照射人体，而是通过外加磁场来调控体内质子的运
动，并测量质子对于这种调控的反馈信号，进一步利用计
算机对质子的反馈信号进行成像。由于人体的软组织是
富含水的，而水是富含质子的，核磁共振可以获得较强的
软组织信号。因此，核磁共振对于软组织具有较好的成

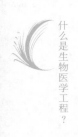

像性能。但是对于含水较少的组织（比如骨骼）却只能呈现较暗的信号。可见，CT和核磁共振两种影像模式各有千秋。

经过上面的讲解，让我们再回头看一下图5，可以发现脑组织的核磁共振图像比CT图像更清晰，而颅骨在核磁共振图像中则显得很暗。如果你再细心观察，还能发现核磁共振图像中的右下角部分脑组织偏暗，说明这里出现了信号异常。这个异常信号是病变的特征，是通过核磁共振图像良好的软组织对比度反映出来的。

核磁共振成像技术的发明还和第二次世界大战有些关系。美国科学家珀塞尔在二战中研究雷达技术遭受挫折，战后一直纠结于这个失败结果，经过艰苦的努力终于发明了核磁共振测量装置。珀塞尔专注研究、不屈服于困难的精神很值得今天的人们学习。和CT一样，核磁共振图像的重建也离不开计算机技术，它的重建算法是基于数学领域的傅立叶变换。核磁共振成像技术是量子力学、数学、计算机技术的高度融合，其方法设计之巧妙让今天的研究人员也叹为观止。如今，核磁共振成像还演化出很多新的分支，例如，功能核磁技术可以观察体内的血氧代谢情况，弥散张量成像技术可以追踪大脑内神经纤维的走向，这些技术不仅促进了医学的进步，还推动了脑科学、生理学、心理学等领域的进一步发展，可谓影响深远。

➡➡核医学成像:观察人体代谢功能

如本部分开篇所述,常规的 CT 和核磁共振成像属于解剖学成像范畴,主要观察人体组织的形态结构。接下来介绍的核医学成像,则可以用来观察人体的生理功能。有趣的是,这种成像模式需要向人体内注入示踪剂药物才能成像,而注入不同的药物可以观察不同的生理功能。

读者可能已经注意到,核医学成像的名称里有个"核"字,它代表了放射性的同位素。也就是说,为了采集核医学影像,需要给患者注入具有放射性的示踪剂药物。不过不必担心,这些药物的辐射剂量都经过了严格的临床实验,对人体的影响基本控制在无害的程度。但是,常年在核医学科工作的医生还是需要注意日常防护的,避免辐射剂量的积累。

如果进一步细分,核医学成像还分为伽马照相机成像、单光子发射计算机断层成像(SPECT)和正电子发射断层成像(PET),这些成像模式的成像原理各不相同。值得一提的是,PET 的成像原理还涉及正物质和反物质之间的作用,这又是一个物理学与医学融合的典范。要知道,在 20 世纪初,反物质的存在还只是个预言,而几十年后它已被运用到了日常的医学中,普及到世界各地。

核医学成像属于功能成像的一种。广义的功能成像

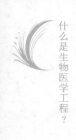

所需的示踪剂不一定非要具有放射性不可,只要它能够把体内的信息传递给体外的探测器就行。比如,荧光成像可以通过荧光示踪剂来探测浅表组织的功能状况,而一些用于核磁共振成像的示踪剂则通过铁元素对磁场的扰动来传递信息。一些高端的成像设备可以实现解剖学影像和功能学影像的同步采集和显示,比如正电子发射计算机断层显像仪(PET/CT)或正电子发射计算机断层显像与核磁共振成像融合(PET/MR),并将两种影像重叠在一起进行显示,可以同时观察形态学和生理学的信息,这就是所谓的多模态影像融合。

➡➡超声成像:方便又安全

前面提到的几种成像模式,要么有辐射风险,要么设备庞大笨重且价格不菲,下面介绍一种既安全又便携的医学影像模式——超声成像。超声设备通常体积较小,有些微型超声设备甚至可以做到"口袋式",连接到手机上使用。超声设备的安全性也很好,对人体没有电磁辐射,可以放心地给孕妇做检查。

需要说明的是,超声成像并不仅限于常规的 B 超,实际上还有 A 超、C 超、D 超和 M 超等。B 超是临床最常用的,利用超声的回波信号观察人体组织的断面。近年来,在传统的二维超声成像基础上还出现了三维超声成像,可以重建组织的三维结构。

　　超声的成像原理涉及声波信号在组织中的反射和散射,也涉及机械波信号和电学信号之间的相互转化。此外,利用运动物体对声波反射的多普勒效应,还可以实现对血流的流速和流向的成像,用于诊断心血管系统的疾病,这就是临床上常用的多普勒超声,俗称"彩超"。

　　医学成像是一门内容丰富、异彩纷呈的学科,本书只做了初步介绍。受篇幅所限,很多临床常用的或是最新发明的技术未能在本部分介绍。进入 21 世纪后,医学成像技术取得了一系列的快速发展,很多新兴的成像技术不断从实验室走进医院,曾经的先进技术(如光相干断层成像、弹性超声技术、PET/MR 等)如今已经逐步应用于日常医疗。然而,现代医疗中仍有很多重要难题需要更先进的成像技术来解决,在这个过程中还可能诞生更多的伟大发明,出现更多的诺贝尔奖获得者。

　　我国的医学成像技术在 21 世纪取得了飞速的进步。20 年前,作者还在感叹我国只能生产 X 光机、B 型超声机这类相对简单的设备,如今我国已经自主研发了 PET/CT、PET/MR 等高端大型设备,逐步打破了国外品牌的垄断。与此同时,我国在便携式 CT、术中荧光成像等前沿领域也开始引领国际潮流。如今的国内高校也全面普及了生物医学工程专业,不断向社会输送着富有创新力、创

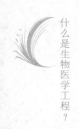

造力的人才。随着我国老龄化程度的加剧,社会对于医疗成像设备的需求将越来越大,这将推动我国在这个领域取得更大的进步。未来属于青年,欢迎年轻读者加入医学成像的行业,共同创造更加辉煌的未来!

▶▶ 康复工程

➡➡ 从拐杖到霍金教授的轮椅

康复工程是生物医学工程的学科分支,主要研究康复领域中有关工程学的问题。简单来讲,康复工程就是帮助残疾人最大限度地恢复丧失的功能,恢复独立生活、学习、工作的能力,以便更好地回归社会的科学。今天,大家耳熟能详的一些康复工程的发明包括拐杖、假肢和轮椅。康复工程的历史久远,古埃及石碑上的拐杖就是最早的关于康复工程发明的记录。霍金教授的轮椅更是集成了当今科技最先进的技术,集计算机软件、通信技术、红外线、语音转换器于一体。通过这款人工智能轮椅,霍金教授的思想可以转化为语音和文字,传达给全世界。

➡➡ 形形色色的康复工程设备

康复工程作为一门学科,创立于 20 世纪 70 年代,现在正处于不断成熟的发展时期。它具有明确定义的应用范围,包括应用新材料制造轮椅和义肢,为提高残疾人的独立生活能力和就业能力开发各种辅助技术,利用无线通信技术和信息技术排除各种障碍,利用数字化技术和先进的信号处理技术开发助听器和交流设备,开发神经修复产品,以及辅助被康复者呼吸、站立甚至行走等。目前已经实现的康复工程辅助设备的种类包括以下七类。

✤✤修复与矫形辅助设备

修复与矫形辅助设备包括人造手、手腕和手臂,人造脚和腿,手夹板和上肢吊带,功能电刺激矫形器。

✤✤严重视觉障碍残疾人的辅助设备

严重视觉障碍残疾人的辅助设备包括阅读与书写辅助器械(如电子盲文打字机、阅读器、语音计算器、听觉和触觉系统等)、独立行走辅助器械(如激光手杖、超声眼镜、手持式超声电筒、机器人导盲犬等)。

✤✤严重听觉障碍残疾人的辅助设备

严重听觉障碍残疾人的辅助设备包括数字助听器、电话助听器、唇读辅助器、语音-文字转换器。

✤✤触觉障碍残疾人的辅助设备

触觉障碍残疾人的辅助设备包括缓冲垫、定制坐具、感觉替代物、压力缓冲器和报警器。

✤✤增强型和选择型辅助交流设备

增强型和选择型辅助交流设备包括用户界面和键盘

学科：生物医学工程的专业图谱

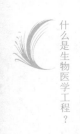

仿真器,专业开关、传感器和转换器,基于计算机的交流设备,语言工具和软件。

❖❖操作和行走辅助设备

操作和行走辅助设备包括抓取器、进食器、环境控制装置、机器人助手、手动轮椅、电动轮椅、滑行车、辅助驾驶装置、改装的私家车。

❖❖娱乐辅助设备

娱乐辅助设备包括手动自行车、体育运动和比赛用轮椅、改装的坐式雪橇。

➡➡康复工程中的人体要素

人体可以看作由感受器、中央处理器和效应器组成的系统。我们通过感受器(如触觉、视觉、嗅觉、听觉、压力觉器官等)接收外界环境的信息,并通过效应器(如肌肉、骨骼、关节)来响应或者操控环境。在感受器和效应器之间是中央处理器(中枢神经系统,如大脑、脊髓),它具有感知、识别和运动控制功能。感知是人类解释感觉系统输入信息的过程,包括外周神经系统中的神经回路和以往感觉经验所形成的记忆等心理因素。识别则是指与解决问题、做出决策和形成语言等相关的各种活动。运动控制是指利用感知和识别处理所产生的结果来形成一种控制运动的策略,然后由效应器来执行这个策略。

效应器对外部环境产生的作用又会被感受器检测,从而在人体与环境之间形成信息的反馈。如果这个系统中的任何一个环节出了问题,往往会导致相应的功能损伤(残疾)。例如,肌肉或骨骼(效应器)损伤会导致运动功能受损;脊髓(中央处理器)损伤会导致下肢瘫痪等。康复工程师根据上述信息处理链条中的问题,有针对性地设计康复工程产品来弥补或者代偿缺损的功能。

如果三种主要感觉(视觉、听觉和触觉)通路中的某一个感受器功能受损,那么康复工程师可以用辅助设备采集感觉信号并将信号传送给中央处理器。例如,视觉严重受损的患者使用视觉辅助传感器"感受"环境信息。这类视觉辅助传感器包括激光手杖、超声眼镜和机器人导盲犬等。

对于效应器(如骨骼、关节)发生的障碍,康复工程师在修复和改善这类障碍方面也取得了长足的进展,这类辅助设备有人工义肢、各种轮椅以及未来可能实现的机器人助手等。

对于中央处理器(如大脑、脊髓)损伤造成的残疾,康复工程的设备尚未取得令人满意的效果。例如,脑卒中患者由于中风导致了失语症,康复工程师和言语治疗师尚无有效的辅助技术帮助患者恢复交流能力。虽然科学技术的进步已经研发了大量的高级辅助交流设备(如霍

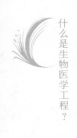

金教授的轮椅中所使用的语言合成器），但是还没有一种能够替代人的自我意识的设备。希望在未来，人工智能与脑-机接口技术能在这一领域有所突破。

➡➡ 康复工程辅具设计：以人为本

康复工程辅具设计会面临不同的残疾状况，因此需要综合利用不同学科的知识和技术。例如在设计电动轮椅的环境控制系统时，就涉及电子和通信工程方面的知识和原理。而在为脊髓损伤导致下肢功能丧失的患者开发植入式功能电刺激矫形器时，就需要神经肌肉生理学、生物力学、生物材料以及控制系统等方面的知识和原理。

康复工程是设计辅助设备的一个创作过程，要以人为本，先确定用户的需求，再设计辅助设备用以满足康复需求。系统的创作方法对于成功完成康复工程的项目非常重要。例如霍金教授的第一款智能轮椅就将语音合成器安置在椅背上，可以把他写出的文字转译成独特的"霍金式"电子语音。轮椅上安装有一个 12 英寸的电子屏幕，即便在阳光下也能让他清楚地看到屏幕上的内容和图像。通过这个小小的"窗口"，霍金教授可以写演讲稿，收发电子邮件，甚至可以用即时通信软件 Skype 来接听电话。

霍金教授轮椅上的平板电脑拥有 Core i7 处理器，它可以控制轮椅上所有的电子系统。轮椅上的万用遥控器是一个红外线装置,可以用来操控霍金教授办公室和家里的电视、音响、灯光,甚至可以用来开门、关门。轮椅上装有一个叫作"外围盒"的设备,内有 USB 集线器、音响放大器和整流器,供各种子系统使用。这部轮椅的电源安装在椅座下方,供轮椅移动和整个电脑系统使用。此外,这套系统还装有一套备用电池。

2005 年之后,随着病情的加重,霍金教授彻底丧失了运动能力——连手指都不能活动了,这让他以前在轮椅上操作平板电脑的方式完全失效。为此,英特尔的创始人戈登·摩尔为他设计了 2.0 版的轮椅,使得霍金教授能够继续通过"语音交谈"与外界交流。新版轮椅主要通过眼动追踪、联想输入和语音合成器来播放霍金教授想说的话,以此来支持这位科学巨人与世界对话。

研究人员还为霍金教授设计了一款特殊的眼镜,上面安装了红外线发射器和检测肌肉活动的探测器,可以通过霍金教授说话时面部肌肉的收缩和舒张来激活辅助系统,并用眼球控制红外线发射器,选定在屏幕中轮流出现的英文字母。当霍金教授完成造句后,就可以把这个句子发送到语音合成器上,由语音合成器替他"说"出来。

在升级后的轮椅中,霍金教授为了使用红外线监测装置,总是需要绷紧脸部肌肉,以便写文章、收发电子邮

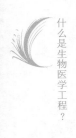

件和浏览互联网。到了 2011 年，他的病情进一步恶化，用这种方式每分钟仅能输入一两个单词，因而不得不再次求助于老朋友戈登·摩尔。

在戈登·摩尔的安排下，英特尔首席技术官贾斯汀·拉特纳组建了一个人机交流技术团队，团队成员专门去拜访霍金教授，试图为他找到解决办法。在见面的时候，霍金教授花了 20 分钟，才发出一句包含 30 个单词的欢迎拜访者的话。其后，技术团队对霍金教授的设备进行了改造升级，研发了一个可供所有残障人士使用的交互系统工具包——辅助情境感知工具包。安装这个升级了的开源项目后，霍金教授的轮椅升级到 2.1 版。虽然还是利用面部肌肉动作来操控计算机，但辅助情境感知工具包允许使用者通过几乎所有的面部动作来进行交互操作。

利用升级后的设备，霍金教授浏览、编辑、管理文件，在多任务间进行切换，收发电子邮件等处理日常任务的速度提高了 10 倍。

通过人性化的设计，综合研究用户的情感与康复功能需求所开发出来的康复辅具，能够真正提高残疾人的生活质量，使他们增强信心，与他人建立沟通，为独立生活提供保障。

→→**康复工程职业发展机会**

随着逐渐步入老龄社会,各类交通事故数量攀升以及患有先天性智力和生理发育疾病的儿童人数不断增加,我国越来越重视康复工程的发展,社会对于康复工程的人才需求越来越旺盛。康复工程产品开发和具有辅具使用技术的人员就业机会将稳步增长。各种为老年人和残疾人设计的产品将越来越普遍,并且已经给老年人和残疾人带来了巨大的便利。例如,语音识别系统使表达不清的老年人和残疾人可以利用智能设备与家人和外界进行交流。远程通信系统使残疾人不必到达特定的工作场所也能完成工作。一个有趣的现象是,一些原本为残疾人设计的产品现在也被普通大众接受与喜欢,例如,曾经为残疾人设计的大旋钮、便利门(自动开关)、路边的残疾人坡道、大显示屏等已经在普通人的日常生活场景中应用。未来,随着老龄人口和残疾人口的增加,这种有利于大众使用的产品将越来越普及。产品的可交换性、部件模块化、用户界面友好等通用的产品设计原则将不断被推广。新兴的智能康复产业被业界公认为"朝阳中的朝阳",发展前景无限。

▶▶**生物材料**

生物材料是一个新兴的多学科交叉领域,对人类健

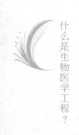

康、经济和许多科学领域都有着重大影响。生物材料以及由其组成的医疗装置常被用作心血管、整形外科、牙科、眼科和重建手术中的假体，并用于手术缝合线、生物黏合剂和可控药物释放装置等其他治疗干预措施中。早在公元 200 年，欧洲就出现了铁制的牙种植体，而被公认的基于医学和科学原理的第一批医疗器械在 20 世纪 50 年代初正式被投入使用，从那时起，生物材料科学飞速发展。从简单的植入体（如每年帮助数百万名白内障患者恢复视力的人工晶状体）发展到更复杂的材料，生物材料不仅可以在体内执行机械任务，还可以与人体相互作用，甚至诱导机体反应以加速机体恢复。

➡➡什么是生物材料？

生物材料是指与生命系统相互作用的一类用于医学领域的天然或人工合成的功能材料。其本身不是药物，而是通过与机体融合并相互作用从而发挥作用的。生物材料科学可用于治疗和诊断疾病，涉及基础科学（如生物学、化学、物理学等）、工程学和医学等多领域。虽然生物材料主要用于医学领域，但同时也广泛地应用于生物医学相关的各个领域。金属、陶瓷、聚合物、玻璃，甚至活细胞和组织都可用于制造生物材料，并通过各种成型方法用于制造生物医学产品和设备。当今的生物材料领域已不局限于创建植入体来简单地模拟人体结构，而是诱导植入体分化和增殖以生长出新的血管、皮肤或骨骼等。

第一代生物材料出现在 20 世纪 50 年代，主要包括各种广泛应用的工业材料。这些材料并不是专为医疗用途而开发的，只是因为具有某些符合临床应用的性质而被用于医疗用途，并且它们在人体内是有生物惰性的，可以避免引起严重的宿主反应。

第二代生物材料是由早期的生物材料发展而来的，旨在引起植入部位组织可控的反应，从而产生所需的治疗效果。20 世纪 80 年代涌现了很多这类生物活性材料，例如广泛应用于骨科和牙科手术的生物活性玻璃和陶瓷，用于可控局部药物的释放药物制剂，用于充血性心力衰竭患者的左心室辅助装置，以及药物洗脱血管内支架等。第二代生物材料还包括可吸收（可降解）生物材料，其降解速率可根据实际应用要求而量身定制，例如临床常用的由聚羟基乙酸组成的可生物降解缝合线。植入体最终会被宿主降解为可溶性无毒产物，而植入体和宿主组织之间的分离界面最终也会消失。

第三代生物材料的目标是支持和刺激功能组织的再生。在人类历史中，医生并不能使因疾病或创伤而缺损的组织和器官再生，他们通常只是帮助患者缓解症状而

学科：生物医学工程的专业图谱

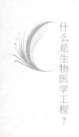

不是真正地治愈。而现在，随着组织工程和再生医学的进步，生物材料构建的活组织可以真正地实现结构和功能替代。生物材料在快速发展的组织工程和再生医学领域发挥着关键作用。组织工程技术将细胞接种在由合成聚合物或天然材料（胶原或化学处理的组织）组成的支架上，使组织在体外成熟，再将其植入适当的解剖位置作为假体。典型的组织工程支架是具有所需几何构型和尺寸的多孔可降解聚合物，它们通常经过化学修饰可被细胞黏附。在某些情况下可对特定细胞群具有选择性。以第三代生物材料为基础的组织工程技术已被用于替换受损的膀胱、气管、皮肤、角膜上皮和软骨等器官和组织。

➡➡ 生物材料的应用

生物材料的应用极为广泛，大致可分为医疗植入物（如心脏瓣膜、支架，人工关节、韧带、肌腱，听力损失植入物，牙科植入物和神经刺激设备等）、促进组织愈合材料（如用于伤口闭合的缝合线、夹子、"订书钉"，可溶解敷料等）、组织工程和再生医学用细胞支架（如生物 3D 打印墨水、体外重建人工膀胱、人工皮肤等）、分子探针和成像用纳米颗粒、生物医用传感器（如血糖生物传感器、病毒检测传感器、触觉传感器和脑活动传感器等）、药物递送系统（如被涂覆了药物的血管支架、纳米颗粒药物递送系统和微针药物递送系统等）、基于生物材料的免疫工程制剂

（如疫苗递送系统、免疫增强制剂、淋巴靶向系统、人工淋巴结等）。下面简单介绍几类常见的生物材料的应用。

✢✢心血管支架

心血管支架中常见的一种类型是冠状动脉支架。2020年底，我国政府首次组织了高值医用耗材集中大量采购工作，冠状动脉支架从均价1.3万元左右每个降至700元左右每个，降幅达95％。考虑到我国每年大约消耗150万个冠状动脉支架，这项举措意义重大。根据世界卫生组织的报告，两种最常见的心血管疾病——缺血性心脏病和脑卒中是非常常见的死亡原因。具体而言，每10例死亡病例中就有3例死于心血管疾病。经皮冠状动脉介入治疗（主要采用心血管支架）是一种手术侵入性较小的冠状动脉旁路移植术，在过去30多年中逐渐发展成熟。心血管支架作为支撑结构可以维持被阻塞的冠状血管的通畅。1986年首次使用的冠状动脉支架由裸金属构成。在引入药物洗脱支架之前，裸金属支架是冠状动脉支架术的主要支柱。药物洗脱支架中含有抗增殖药物，可以避免裸金属支架诱发内膜增生引起的支架内再狭窄问题。目前药物洗脱支架已代替裸金属支架占据主导地位。然而，药物洗脱支架可能引起晚期支架内血栓，这是一种可能危及生命的并发症。近年来发展起来的可生物降解支架最终会降解为无害分子，表现出较低的支

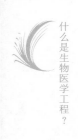
架内再狭窄或支架内血栓发生率。不过可生物降解支架作为下一代心血管支架仍然存在问题。科学家仍在探索用于下一代心血管支架的优质生物材料，这需要综合分析材料的多方面性能，例如生物降解性、机械强度、支架的几何形状和射线不透性等。在一些最新的研究中，无线电子设备和天线元件被植入支架中，从而赋予支架诊断反馈功能，这种支架材料还具有导电性。

❖❖❖ 药物递送系统

　　药物递送系统是指根据需要在体内运输药物化合物以安全地实现期望的治疗效果的系统。传统药物单剂量施用后，血浆中药物浓度迅速升高，然后随着代谢药物浓度逐渐降低。当药物浓度高于某一值时，可能对人体产生有害的副作用，而当药物浓度低于某一值时，该药物可能不具有治疗效果。采用适当的生物材料作为药物载体能够提供可控的释放速率，从而在长时间维持有效药物浓度的同时最小化全身毒性，以达到治疗的效果。很多药物分子是疏水性的，难以在体内运输，通过亲水-疏水性两亲类材料可以提高载药量。通过使用缓慢溶解的纤维素胶囊，掺入药物复合物或阻碍药物快速溶解的化合物，使用压缩片剂或乳液等方法来实现对药物释放速度的控制。目前，科学家正在探索能够在更长的治疗窗口（几天到几年）内缓慢释放药物的材料。此外，纳米颗粒药物制剂表面搭载亲和配体(抗体或适配体)可以增大特定组织和细胞的药物利用率,实现靶向药物递送;搭载荧光或其他成像探针可以定位药物;在纳米颗粒的表面复合细胞穿透肽可以帮助药物进入细胞。

❖❖❖ 生物 3D 打印墨水

在负载细胞的结构体中实现天然组织复杂的层次结构有利于创建功能性组织替代物。生物 3D 打印技术具有高度的自动化和可重复性,能够对 3D 模型中不同成分的位置进行精确控制,为在体外重建组织和器官提供了强大的平台。"生物 3D 打印墨水"是可装载细胞打印的材料配方,对于生物 3D 打印技术至关重要。整个打印过程必须提供与细胞兼容的条件,例如缓冲液环境、适当的温度范围和剪切力范围。此外,用于打印的材料必须具有良好的细胞相容性。这些生物 3D 打印特有的要求极大地限制了可用的 3D 打印技术和打印材料的种类。水凝胶是三维交联的亲水聚合物网络,其结构类似于细胞外基质,可以模拟细胞的天然微环境,尤其适合生物医学应用。根据交联的类型,水凝胶可以分为两类,即化学交联水凝胶和物理交联水凝胶。化学交联水凝胶由共价网络形成,在不破坏共价键的情况下不能溶解在水中。而物理交联水凝胶通过非共价相互作用(如疏水相互作用、静电相互作用或氢键)实现动态可逆交联,可以在打印后

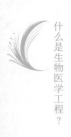

快速恢复机械强度以保持形状,因此物理交联水凝胶较适合用作生物 3D 打印墨水。理想情况下,打印后所产生的结构是自我支撑的,不需要进行机械定型处理。由于生物制造的最终目标是提供用于生物医学研究的人体组织模型,并最终作为一种治疗选择,所以生物 3D 打印墨水的开发必须考虑到临床转化的普适性。

❖❖❖ 生物电极

通过生物电极将计算机直接与大脑相连,可以监测脑电信号并用于恢复瘫痪患者或视力、语言缺陷患者的部分功能。这样的脑-机接口可以将大脑产生的电信号转换为可由计算机解释并用于控制机器人手臂拾取物体的电信号。脑-机接口包括侵入式电极和非侵入式电极,侵入式电极阵列可以精确地采集脑电信号。电极与大脑中神经元之间的结构和机械性能的差异可能导致天然组织的破坏,所以需要优化电极的几何形状并采用柔性的导电材料和绝缘基材。一般采用将硅、铂、导电聚合物、碳纳米管和氮化钛等导电材料印刷在柔性聚酰亚胺绝缘薄膜上的方法制造生物电极阵列。

生物材料是生物医学工程的一个重要分支,它在医学中发挥着不可或缺的作用。生物材料用于支持、增强或替换受损组织或生物功能,可以是天然的或人工合成的。《财富》旗下市场研究和咨询服务公司(Fortune

Business Insights)发布的报告显示,2019年全球生物材料市场规模约为1 100亿美元,到2027年预计将达到2 456亿美元,预期复合年均增长率约为12.2%。医疗植入体市场需求持续增加,心血管疾病发病率不断攀升,整形外科和伤口愈合应用连年增长,以及再生医学研究的蓬勃发展,促使全球政府机构对开发新型生物材料的投入持续增加,进而推动着生物材料市场规模的不断增长。

▶▶生物医学传感技术

传感器是将各种信息转换为电信号的电子器件。传感技术与生物医学工程的发展密切相关,智能诊断、治疗、康复、制药等医学领域和生物信息探测对传感技术的需求日益增加。同时,人们从生物感知原理出发,结合电、光、热、力、磁等科学技术,开发了大量仿生传感器。

➡➡传感技术与现代医疗

传感器在人工智能系统中承担着感知世界的重要使命。现代医疗电子器械广泛地使用各种传感器来获取信息。

电子体温计在日常生活中被广泛使用。它的核心元件是温敏传感器,与人体紧密接触一段时间后传感器与人体达到热平衡,就能给出准确的体温值。随着新型冠

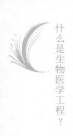

状病毒肺炎疫情的蔓延，在国家安全需求的驱动下，急需快速非接触式的体温检测技术，因此基于红外测温的额温枪和专用于人体温度检测的红外热像仪技术飞速发展。短短一年里，它们已在人流量巨大的公共场所得到了广泛使用，为疫情防控做出了重大贡献。

当我们去医院做身体检查或治疗时，不知不觉中已经接受了大量的现代传感技术的服务。呼吸功能监测设备中使用了气压传感器以防气道压力过高造成肺泡损伤，使用流速传感器定量测量吸入、呼出量和呼吸频率。人们基于电阻抗法、分光光度法、光散射法等技术开发了血液和尿液检测设备，用于获取血液、尿液中的各种蛋白质、微量元素、细胞的含量，以及 pH 等信息，从而反映人体健康状况。在疾病检测中不可缺少的 B 超和彩超，利用超声波传感器对人体发射超声波，再检测其回声信号，就能穿过皮肤观测到人体内部的影像。B 超技术在孕期检测中的广泛应用，为胎儿疾病筛查和优生优育提供了关键的技术手段。高度自动化的 CT 机，除了核心部分使用 X 射线探测器、光电二极管阵列传感器以外，还使用了用于监测工作环境的温度传感器和湿度传感器，用于监测系统旋转状态的霍尔传感器，用于扫描角度定位的角度传感器等。

为了让更多的人享受到更多的现代医疗服务，科研工作者们不断探索新技术,使得检测设备更加廉价、便携和灵敏。在癌症筛查和食品安全领域广泛使用的高精度激光诱导荧光仪一般质量为几十千克,价格高达三四十万元,检测精度为1.0皮米(1皮米等于1米的一万亿分之一),而由大连理工大学生物医学工程学院黄辉教授发明的金属毛细管激光诱导荧光仪质量不到一千克,成本仅需约一万元,检测精度高达0.4皮米。应用光电二极管的指压式血氧饱和度监测仪,只需用特殊波段红外光照射耳垂或手指等部位并检测透射光强度,即可无创并连续监测血氧饱和度。

➡➡传感技术与可穿戴设备

当我们能够制作出灵敏、可靠,而且体积和功耗也十分微小的各种传感器时,就可以随身佩戴它们,实时并不断地采集我们的血压、血糖、呼吸、心电和脑电等信号,从而第一时间发现身体的异常,防患于未然。随着传感技术朝着智能化、微型化和低功耗方向的不断发展,以往只存在于科幻电影中的可穿戴设备已经逐步走进人们的生活。许多智能手表或手环内集成了温度、压力、加速度和倾角等多种传感器,能够实时监测人体的体温、血压和心率以及活动、睡眠等状态,甚至可以追踪帕金森病症状等。将智能传感器贴片置于胸罩内,可采集乳腺相关数据,实现乳腺癌的早期检测。大连理工大学生物医学工

学科:生物医学工程的专业图谱

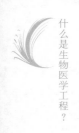

程学院研究出一种方法，将多个微型机电系统麦克风和压电传感器佩戴在人体心肺附近，可以全方位采集心脏瓣膜振动信号，实现心音和心电的实时和长期采集。此外，还能将微型惯性传感器穿戴在人体关节部位，以实时捕捉人体的各种动作，为人体步态研究、患者肢体训练与评估、运动员或演员的动作跟踪与分析提供大量重要的基础数据。

➡➡仿生传感技术

生物的生存依赖于它们对世界万物的感知，我们已经通过对生物感知能力的研究开发了大量的传感器。以仿生机器人为例，基于光电传感器的摄像头是它的眼睛，基于压电传感器的麦克风是它的耳朵，基于气体传感器的电子元件是它的鼻子，基于微电极矩阵的电子皮肤实现触觉。仿照蛇对恒温物体的感知原理，人们发明了红外热像仪，利用看不见的红外线实现对物体和环境的遥感探测。根据蝙蝠识别障碍物的机理，人们发明了超声波回声定位传感器。

许多仿生传感器因受体积或者能耗比较大所限，未能被广泛应用，因此小型化、低功耗、智能化是仿生传感器的主流发展趋势。例如，根据生物嗅觉机理开发的电子鼻系统的核心硬件是气体传感器阵列，但由于体积和功耗太大等问题而难以安装在机器人或机器狗上,而现代半导体芯片技术的发展使得气体传感器阵列的能耗从传统的数瓦量级降低到十毫瓦量级,体积也减小了 3 个数量级,并结合纳米材料技术和人工智能技术继续改进其气味识别能力,有望在不远的将来得到广泛应用。

上述仿生传感器主要采用半导体材料或人工合成的功能材料来实现。此外,人们还开发了基于酶、微生物、细胞等生物材料的传感器,它们的生化性能优异,在科研领域广受关注,但其稳定性和使用的可行性有待提高,还无法实现批量生产。

▶▶医疗大数据与人工智能

随着医疗信息化和生物技术数十年的高速发展,医疗数据的类型和规模正以前所未有的速度快速增长,海量医疗数据已将医疗行业带入大数据与人工智能时代。过去医疗行业长期存在优质医生资源分配不均,误诊、漏诊率较高,医疗费用高,放射科、病理科等科室医生培养周期长,医生资源供需缺口大等问题,现在都得到了一定程度的改善。在医疗健康大数据来源多样化且快速增长的背景下,随着近些年深度学习技术的不断发展,人工智能逐步从前沿技术转变为现实应用。大数据和人工智能以一种新技术、新模式、新业态在不断变革传统医疗,形

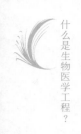

成"新医疗"。

医疗大数据是个很宽泛的概念,有多种类型,这是因该行业具有体量大、多态性、时效性、隐私性、冗余性以及不完整性等特点。通常医疗大数据主要包括电子病历数据、检验数据、费用数据、移动问诊数据、影像数据、基因测序数据、智能穿戴数据、体检数据等。

目前,医疗大数据处理已在海量数据与医疗问题之间架起一座桥梁。机器学习和深度学习等人工智能技术与循证医学、影像组学、生物信息学等学科的有机融合,让医生的临床诊疗变得更精准,让医学专家能够更高效地开展科研,让医院院长的管理决策不再仅凭经验,让医药企业的药品研发、营销成本更低,让政府对行业的监管更加便捷。大数据、互联网、云平台支持下的医疗信息系统,让预约问诊、挂号咨询、在线购药、医患沟通、健康管理等应用层出不穷,极大地丰富了医疗服务的生态,成为提升患者获得感、提高居民健康水平不可忽视的力量。个性化医疗是医疗保健领域的又一热门话题,它是根据每个人独一无二的遗传结构来规划用药,并将个人的基因蓝图和数据整合到他们的生活和所处的环境中,然后将这些数据与其他成千上万的人进行比较,从而诊断疾病并确定最佳治疗方案。

大数据还可用于公共健康监控。公共卫生部门可对覆盖全国的电子病历数据及社区居民的医疗数据进行分析,可用于流行病和慢性病调查、趋势分析和预警,为进一步制订防治、干预计划提供有力的参考依据。另外,准确、及时的公众健康咨询使公众健康风险意识大幅度提高,居民感染传染病的风险降低,医疗索赔支出减少。

我国医疗大数据资源丰富,国家密切关注它的发展并积极引导,在过去的几年里国家政策不断推进:从"信息化"切入,以"大数据"落脚;从"治病"出发,以"治未病"为先;数据安全与数据共享两手抓;以监管性政策为主。在抗击新型冠状病毒肺炎疫情的过程中,医疗大数据处理更是大显身手,从疫情动态信息的发布、发展趋势的研判与预测、涉疫人员的精准定位到防控工作的指挥调度等都离不开医疗大数据的支撑。

国内外科技巨头非常重视人工智能技术在医疗领域的布局与应用。2015 年,沃森健康成立,它专注于利用认知计算系统为医疗健康行业提供解决方案。它通过和一家癌症中心合作,对大量临床知识、基因组数据、病历信息、医学文献进行深度学习,建立了基于证据的临床辅助决策支持系统。目前该系统已应用于肿瘤、心血管疾病、糖尿病等领域的诊断和治疗,并于 2016 年进入中国市场,在国内众多医院进行了推广。沃森健康在医疗行业的成功应用标志着认知型医疗时代的到来,该解决方案

学科:生物医学工程的专业图谱

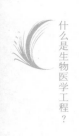

不仅可以提高诊断的准确率和效率，还可以提供个性化的癌症治疗方案。此外，谷歌、微软等企业也都纷纷布局医疗人工智能。在医疗健康领域，谷歌旗下的深度思维健康项目（DeepMind Health）和英国国家医疗服务体系（NHS）展开合作，深度思维健康项目可以访问英国国家医疗服务体系中的患者数据进行深度学习，训练有关脑部癌症的识别模型。此外，微软研究院有多个关于医疗健康的研究项目。生物医学自然语言处理（Biomedical Natural Language Processing）项目利用机器学习从医学文献和电子病历中挖掘有效信息，结合患者基因信息研发用于辅助医生进行诊疗的推荐决策系统。

国内知名科技企业也纷纷开始在医疗人工智能领域布局，各家公司均投入大量资金与资源。例如，阿里健康以云平台为依托，结合自主机器学习平台 PAI 2.0 构建了坚实而完善的基础技术支撑。腾讯在人工智能领域的布局涵盖基础研究、产品研发、投资与孵化等多个方面，并在 2016 年建立了人工智能实验室 AI Lab，专注于人工智能的基础研究和应用探索。此外还有如上海联影医疗科技股份有限公司等诸多新兴医疗企业在不断推进医疗大数据的发展。

从计算机、互联网、云计算等等，一直到人工智能，大数据的浪潮已经悄然降临，并已渗透到医疗服务的方方面面。在"健康中国"上升为国家战略的背景下,医疗大数据的发展存在着巨大的发展空间,各个相关领域的应用前景广阔。未来,随着行业相关服务的深化,人类或许能够预测流行疾病的爆发趋势,降低医疗成本,患者也将享受到更加便利的服务,传统公共健康管理和医疗模式必定迎来颠覆性的变革。

▶▶生理系统建模与仿真

➡➡生理系统建模与仿真简介

生理系统建模与仿真是根据生理系统与工程系统的共性或相似性,建立物理、化学和数学模型来模拟生理系统。该方法涉及生物医学及工程两大研究领域,是一门典型的交叉学科。生理系统建模与仿真有非常重要的作用及意义,该方法能够解决传统生理系统研究过程中遇到的大量问题,有其特殊的优越性:可实现时空的伸缩,例如可在几小时内仿真出数百年中的事件、离地球几亿光年的事件;可实现极端条件下的实验,例如高温或高寒下人体器官的耐受性实验;可作为一种预研手段,为真实系统运行奠定基础。

目前在生理系统的研究中,生理系统的模型建立和系统仿真的方法已经成为基本的预研手段,并且几乎已

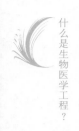

经应用于人体的各个生理系统的研究中。要进行系统仿真，首先要建立一个在某一特定方面与真实系统具有相似性的系统，真实系统称为原型，而这种相似性的系统就称为该原型系统的模型。生理系统建模与仿真从最初的静态发展到动态，从形态相似的实体模型发展为性质和功能相似的电路模型，从用简单数学公式描述的模型发展为用计算机程序语言描述的复杂运算模型。一个模型的建立需要实际条件理想化、具体事物抽象化和复杂系统简单化等基础。一般而言，模型难以全面地反映其所描述的客观事物，而仅仅能在有限的角度反映事物的某些特征。

➡➡ 生理系统建模与仿真示例

❖❖ 心血管系统

"虚拟心脏建模与仿真"是利用计算机来模拟心脏的生理结构及其功能，并采用建模与仿真的方法研究自然心脏复杂生物学问题的一种方式，通过对心脏的形态、运动和功能等方面的仿真，再现心脏生理和病理条件下的生物电传导、心肌力学和心血管负荷等特性。

在国外，对于虚拟心脏建模与仿真的研究已经有几十年的积累，研究对象多样化，研究方法也十分丰富。在欧洲，牛津大学建立了第一个心肌细胞模型，提出了基于多尺度心脏生理病理研究的理论,并联合奥克兰大学开发了统一建模语言——细胞标记语言(CellML),用于研究单细胞动作电位模型,近年来又发起了"个性化心脏诊疗建模"的计划;根特大学主要对心脏非线性动力学进行了理论研究,分析折返波的产生及维持机制,这为基于多尺度心脏研究心律失常奠定了理论基础;曼彻斯特大学构建了解剖精度极高的心脏传导系统模型及各种单细胞动作电位模型,并研究了离子通道变异和药物作用对于心律失常发生的影响。在美国,加利福尼亚大学戴维斯分校对细胞钙离子的传导机制、心律失常下各种离子通道的信号传导异常进行了深入的研究,而且建立了不同病理条件下人体心肌细胞模型,并被广泛使用。日本心血管系统研究中心也在研究和开发面向患者的多尺度心脏模型,并将其用于心律失常患者诊断及治疗。

圣路易斯华盛顿大学将动物实验与单细胞模型仿真结合起来研究心律失常产生的离子机制,并与临床结合研究心律失常在宏观方面的诱发及维持机制。约翰斯·霍普金斯大学在微观及宏观方面都进行了深入的研究,建立了细胞级别的电-力-代谢细胞模型,并研究了心律失常产生的离子机制,而且约翰斯·霍普金斯大学是第一个将基于患者个性化心脏建模仿真应用到临床指导医生对室速患者进行射频消融的研究机构。

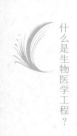

　　在国内,研究心血管系统建模与仿真的单位有哈尔滨工业大学王宽全教授团队、浙江大学夏灵教授团队和大连理工大学邓冬东副教授团队等。哈尔滨工业大学王宽全教授团队主要研究细胞层次的建模仿真及利用计算机仿真技术在离子通道级别发掘病理机制。浙江大学夏灵教授团队主要专注于心脏电生理建模与病理仿真,该团队建立了世界上首个包含完整传导通路的全心脏模型,并利用此模型进行了正常心脏电兴奋传导、房颤、电位变化的图形、体表电位等研究。大连理工大学邓冬东副教授团队的工作主要是基于患者个性化的心脏建模与仿真来研究临床心脏病(如房颤、心梗后室速、扩心病、肥心病等)的发病机制,并为临床医生优化手术方案。这些研究对于了解心脏病的发病机制起到了非常重要的作用,并为揭示心脏内部运行的机制起到很大的推动作用。

　　世界各国越来越多的研究机构都在致力于构建完整的生理系统框架模型,以便整合人类生理学的各个层面,该框架将基因、蛋白质、细胞和器官与整个人体联系在一起,建立基于个人的独特生理结构的个性化 3D 模型。临床医生将使用虚拟个体来进行各种应用,例如试验普适药物和个性化药物(包括设计适合特定人体的植入物)以及进行虚拟手术。

▶▶组织工程

组织工程是在充分认识机体正常及病理两种状态的组织结构和功能的基础上,应用生命科学和工程学的原理和方法构建具有功能活性的组织和器官替代物,实现体内功能丧失的部分或完整组织和器官的替换、修复和再生重建的交叉前沿学科。组织工程涉及生物学、医学、材料学等多个学科领域,是生命科学发展史上又一个里程碑,它在基础研究和临床治疗之间搭建了有效的桥梁,对现代再生医学的发展具有开拓性意义。

体内各组织和器官的生理功能是维持机体正常生命活动的重要保障。由疾病或外伤引起的局部组织和器官轻微的缺损往往可以通过组织和器官自身的修复和重建实现愈合。然而,重大疾病如心脑血管疾病、恶性肿瘤或严重的外伤会导致组织和器官不可逆转的致命性功能损害,通过机体自身的再生修复机制无法实现痊愈和功能恢复,使机体处于组织或器官功能不全甚至器官衰竭状态,这是人类健康所面临的主要危害之一,也是引起人类死亡的最主要原因之一。解决这类问题最根本的有效途径是利用健康的组织和器官进行体内移植,从而实现替代治疗。自体组织和器官移植作为最常用的方法虽然具备方便、免疫排斥性小等优点,但它会使供区组织和器官

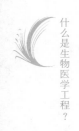

产生新的缺损,并增加手术并发症的风险,同时其来源十分有限,重要器官如肝脏、肾脏等根本无法实现自体移植。同种异体移植虽然在一定程度上能够实现重要器官的替代治疗,但却受到捐赠器官缺乏的限制,而且常常会引起严重的免疫反应和感染。因此,组织和器官来源的匮乏给临床医疗体系带来重重困难,也给国民健康发展带来严峻挑战。组织工程学科在这种背景下应运而生,其最终目的是工程化生产可以用于替代人体不可逆损伤的、功能退化的组织和器官,使更多的患者得到及时治疗,为治疗人体重要组织和器官的疾病提供有效的途径,从而为人类的健康造福。早在 20 世纪 80 年代,美国哈佛大学的瓦坎蒂教授和美国麻省理工学院的兰格教授在《科学》杂志上首次发表了关于组织工程研究的相关成果。此后,针对各类组织和器官的组织工程研究得到广泛关注和迅猛发展。近年来,干细胞工程、生物材料以及 3D 生物制造等领域的快速发展,进一步推动了重要生命组织和器官的组织工程的研究进程。目前已经研究较多的重要组织和器官包括骨、软骨、血管、膀胱、皮肤、肌肉、韧带、肌腱、神经、肝脏、胰腺、消化道、心脏瓣膜等。这些组织工程化的移植物必须在结构、形态、力学特性以及功能活性等方面都非常接近体内的组织和器官,才能有望真正实现在体内替代病损部位,执行相应的生理功能。

组织工程作为再生医学重要的组成部分，已在临床应用中发挥替代治疗的重要作用。此外，在基础研究中，利用组织工程技术构建的生理或病理模型一方面可以用于深入研究正常生理过程和疾病发病机制，另一方面也可以作为药筛模型，用于筛选针对某种疾病或某个靶点的特异性药物，最终服务于疾病的临床治疗。

组织工程包括三大基本要素——种子细胞、支架材料和生物活性因子。其过程是将各组织和器官的功能性细胞接种在天然或合成生物材料的支架上，利用合适的生物活性因子进行体外培养，从而构建从形态到功能都接近体内生理状态的组织和器官类似物。因此，组织工程的研究主要集中在对这三大要素的获取、选择优化和构建方式等方面。自身组织的成体细胞虽然在组织相容性和细胞功能等方面颇占优势，但具有来源匮乏、体外扩增易老化以及损伤性获取等缺点。因此，近年来组织工程领域对种子细胞的研究也逐步从成体细胞更多地转向干细胞。这是因为来源包括骨髓、脂肪、脐带等的各种干细胞，具有分化成多种组织细胞的潜能。目前这些干细胞来源的种子细胞已被用于构建各类组织和器官，如皮肤、骨和软骨、神经、心血管等。前文详细阐述的生物材料也是组织工程研究的重要内容，例如天然的或合成的支架材料，主要为种子细胞提供生存环境和机械力学支

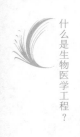

持,使其能够模拟体内三维模式生长,支架材料是影响组织重建成功与否的关键因素之一。生物活性因子为种子细胞生长分化提供必需的营养元素,它也常常与生物材料整合在一个体系中构成生物活性材料,共同提供组织细胞生长的微环境。

▶▶ 生物力学

生物体的生命活动过程存在着复杂的力学变化,这种力学变化在几百年前就已经引起了科学界的关注。1680 年,波雷利在《论动物的运动》中提到人体的步行在力学上可以被看作由杠杆(骨骼)和轴承(关节)组成的结构在运动。人体就像一台复杂的机器,其骨骼和韧带构成了机架,而肌肉和肌腱则相当于电动机和电缆。同理,在力学上,心血管系统可以被看作一台复杂的泵(心脏)将一种复杂的流体(血液)泵入一组复杂的管道(血管)。英国医师哈维在 1615 年根据流体力学中的连续性原理推断动物体存在血液循环,随后意大利生物学家马尔皮基于 1660—1661 年通过显微镜观察到了血液在青蛙肺中的微血管网中循环,从而证实了哈维的推断。在此后几百年间,生物学和力学始终相互交汇,相互促进,共同发展。1920 年,丹麦生理学家克罗格由于在微循环力学方面的贡献获得了诺贝尔生理学或医学奖;1922 年,英国生理学家希尔因肌肉力学的工作,与德国生物化学家迈尔霍夫共同获得了诺贝尔生理学或医学奖。20 世纪 60 年代,以国际知名学者美籍华人冯元桢教授为代表的一批工程科学家同生理学家合作,将工程的观点和方法融入生物学、生理学和医学研究领域,从而创立了生物力学这一完整、独立的学科。冯元桢教授这样描述生物力学在生物学、生理学和医学中的作用:"如果没有生物力学,就不能深入理解生理学;就像没有空气动力学,就不能研制飞机一样。力学使人们能够设计飞机,并预测其性能;同样,生物力学有助于人们了解生理器官的正常功能,预测其变化,并设计人工干预的方法。因此,医学的诊断、手术和修复都离不开生物力学。"由此可见,生物力学是评估和改善人体健康的重要基础之一。

生物力学的研究是在一系列的尺度和层次上进行的,是从细胞信号的分子水平到对整个生物体的研究。生物流体力学是研究生物有机体内或周围的气体和液体等流体。心血管系统的动力学是力学在人体器官中的一个重要应用。从功能上看,心血管系统由复杂的泵(心脏)、复杂的液体(血液)和复杂的管道网络(血管)组成。心脏产生血压,使血液能够流过血管。心脏是一个包含四个腔室的泵,与体循环和肺循环两套血管系统相连。心脏泵的运动是由电活动所触发的,并受到神经系统和

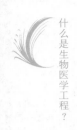

激素系统的调控。心脏的"单向阀门"（瓣膜）控制血流的方向。人体的总血容量约为5.2升。左心室是心脏最强的腔室，每次搏动泵血约70毫升，如果心跳为72次每分钟，那么静息状态下，每分钟能泵血5升左右，几乎为人体血液的总量。体育锻炼时，如果心率上升1倍，左心室的输出量则可以达到静息状态的6倍。静息状态左心室产生的机械功约为1.7瓦，剧烈运动时则可以增加3倍之多。整个血液循环系统的血管总长度约为10万千米，大约可以绕地球2.5圈。心血管动力学主要研究心血管系统的血压、容积和血流的测算与计算。心血管系统是非常精妙的系统，需要用到各种力学模型，用数学方程尽可能准确地模拟心脏的运行，才能更好地理解心脏的生理、病理机制，用于指导临床的治疗。

从整个生物体的角度来说，在运动生物力学（生物力学的一个分支）中，将力学定律应用于人体的运动，能够更好地理解运动表现并减少运动造成的损伤。按照力学观点，人体或一般生物体的运动是神经系统、肌肉系统和骨骼系统协同工作的结果。神经系统控制肌肉系统，产生对骨骼系统的作用力以完成各种机械动作。在运动生物力学中，静力学原理用于分析肌肉骨骼系统中关节和肌肉的受力大小和性质。动力学原理用于动作描述、步态分析及身体各个节段的运动分析。作为研究对象的人体模型,可忽略肌肉变形对质量分布的影响,简化为由多个刚性环节组成的多刚体系统。相邻环节之间,以关节相连接,在受控的肌力作用下,产生围绕关节的相对转动,并影响系统的整体运动。运动生物力学作为一门学科,是 20 世纪 60 年代在体育运动、计算机技术和实验技术蓬勃发展的推动下形成的。现代体育更快、更高、更强的理念要求为运动员量身定制并不断调整训练计划。运动生物力学利用各种先进的设备对运动员的运动表现进行记录,确定各项体育运动的技术原理,作为运动员技术诊断和改进训练方法的理论依据。此外,运动生物力学在运动创伤的防治、运动和康复器械的改进、仿生机械的研制等方面也有重要作用。同时还为运动员选材提供了依据。

在临床方面,应用运动生物力学可对行走困难患者的步态模式进行检查,例如对步态异常患者的躯干和下肢进行运动轨迹分析,对下肢部分肌肉进行表面肌电图分析,以及对下肢髋关节、膝关节和踝关节进行受力分析。通过这些分析,可对步态异常进行识别,确定步态异常病因,并推荐治疗方案。

此外,生物固体力学是生物力学的另一个分支,以构成生物体的各种生物固体(如骨、软骨、肌肉、血管、皮肤及其他器官等)为研究对象,运用材料力学、弹塑性理论、

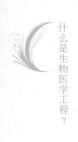

断裂力学等基本理论和方法，结合生理学、医学和生物学来研究生物体的功能、生长、消亡及运动的规律，比如骨力学、口腔力学、软组织力学和器官力学等，为生物医学工程、临床诊断与治疗、生物技术、特殊环境下的人体防护等领域服务。

20 世纪 90 年代至今，借助于多种分子生物学技术的快速发展，生物学与力学的结合研究更加紧密。经过多年宏观层面的生物力学研究发现，机体的形态结构和生理功能与力学改变之间是相互作用、互为因果的关系。也就是说，力的改变也会影响生物体功能。虽然医学研究通常主要关注遗传和生化因素对疾病发生与发展的作用，但也有迹象表明，细胞力学、细胞外基质结构和力学性质、力传导的变化等都可能导致疾病的发生与发展，比如动脉粥样硬化、组织和器官纤维化、哮喘、骨质疏松症、心力衰竭和癌症转移等。

例如，肿瘤细胞在血液、组织液等流体作用下，会先发生形态的变化，进而发生定向的迁移，通过侵袭血管壁等屏障，随流体到达全身各处，并在力学条件适合的机制层面附着，进而成长为新的转移肿瘤。

生物力学综合运用生物学、医学以及工程学技术手段，在机体各层面（包括生物体整体、器官、组织、细胞以及分子层次)进行力学的机制研究,探讨力学刺激对生物体健康、疾病或损伤的影响,研究生物体的力学信号感受和响应机制,阐明机体的力学变化与生物学过程如生长、重建、修复等之间的相互关系,进一步明确力学因素在疾病发生与发展中的作用,为与力学变化相关的各种疾病的防治提供理论与实验依据,基于生物力学理论和方法发展有疗效的或有诊断意义的新概念与新技术,最终服务于人类健康。

▶▶生物医学仪器

按照功能划分,生物医学仪器分为诊断类仪器和治疗类仪器。诊断类仪器用于疾病诊断,根据仪器测量指标,对疾病进行分类、分型、分期,评估疾病的当前状态。治疗类仪器用于治疗疾病。这部分主要介绍诊断类仪器。

➡➡医学影像诊断仪器

从影像信息的载体看,医学影像诊断仪器主要分为以下几种类型:X 射线设备、磁共振设备、超声设备、核医学设备、光学成像设备(医用内窥镜)。

✣✣X 射线设备

X 射线设备通过测量透过人体的 X 射线来实现人体

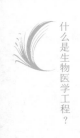

成像。该图像的灰度反映了人体组织在密度上的差异，可显示出脏器的形态，但几乎不能反映脏器的功能。X射线设备主要包括常规X射线机、数字X射线机和CT(计算机断层扫描成像)机。常规X射线机还有更具体的分型,比如:适用于较薄部位的X射线机,适用于较厚部位的X射线机,胃肠X射线机,X射线数字减影血管造影机,适用于乳腺的钼靶X射线机,适用于手术监测的X射线机等。X射线机是目前各级医院使用最普遍的设备之一。CT图像的空间分辨率可小于0.5毫米,组织密度的分辨率可达到0.5％。CT图像的清晰度很高,可确定器官的位置、大小和形态。

◆◆◆◆磁共振设备

磁共振设备是磁共振成像的设备。该设备在20世纪80年代应用于临床,价格昂贵。

磁共振成像特点是磁共振信号越强,亮度越大;信号越弱,亮度越小。磁共振成像图像的空间分辨率一般为0.5～1.7毫米,但它对组织密度的分辨率高于CT图像。磁共振成像图像可清晰地显示软组织、肌肉、肌腱、脂肪、韧带、神经、血管等。磁共振成像图像含有丰富的生理、生化特性信息,而CT图像只能提供密度测量值;磁共振设备能在活体组织中探测到内部器官或细胞新陈代谢方面的信息。但磁共振设备也有缺点：成像时间比较长，植入金属体的患者（特别是植入心脏起搏器的患者）不能进行磁共振检查，购置设备和运行的费用比较高。

✜✜ 超声设备

　　超声设备分为利用超声回波的设备和利用超声透射的设备两大类。利用超声回波的设备根据显示方式不同，分为 A 型（幅度显示）、B 型（切面显示）、M 型（运动显示）、P 型（平面目标显示）等。利用超声透射的设备运用超声透射原理，在人体外施加聚焦超声波，在体内特定位置引起一定强度的超声波动。比如，体外超声波碎石，属于一种治疗性的超声设备。医院里使用最多的 B 型设备（俗称 B 超），利用超声回波成像，分辨率可达 2 毫米，所得的软组织图像清晰而富有层次。超声波频率越高，衰减越大，这样的设备适用于浅表组织成像。例如，可选用频率为 20 兆赫兹的超声波，对眼球成像。频率低的超声波，衰减小，穿透性强。例如，对较深部位的组织成像，可选用频率为 1～3 兆赫兹的超声波。随着技术的发展，超声诊断技术已经可以实时显示人体内部组织状态。超声波与 X 射线具有不同的特性，决定了各自最适宜的临床应用范围。例如，超声设备适用于腹腔结构及心脏的成像，而 X 射线设备更适合对胸腔（肺部含有空气，不宜用超声波检查）进行成像。

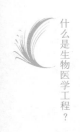

此外，应用多普勒效应（由于相对运动，出现回声频率与运动速度相关的变化），超声设备能估算出心脏或血管内的血流速度和血流方向，成为诊断心血管血流动力学疾病的有力工具。一台具有诊断功能的超声设备常常配有多种规格的探头，实现多种功能。

❖❖❖核医学设备

核医学设备用于探测注射到人体内的放射性核素药物所发出的射线，可显示人体某器官或组织对放射性核素药物的选择性吸收、积聚和排泄等代谢功能，实现器官或组织的功能成像。

核医学设备中最早出现的是伽马照相机。伽马照相机上安装的是二维探测器，获得的图像是平片，无法呈现投影线纵深方向上的信息。在伽马照相机的基础上，出现了单光子发射计算机断层成像设备（SPECT）。SPECT 在伽马照相机的机架上安装了旋转装置，使得探头可以围绕患者身体旋转，实现获得断层图像所必需的360°扫描。SPECT 消除了体层放射性的重叠干扰，可以单独观察某一体层内的放射性分布，有利于发现深部和较小的病变，还能进行放射性分布的定量分析。但是 SPECT 成像仍然不够清晰，单一的 SPECT 成像逐渐被 SPECT/CT 复合成像所取代。SPECT/CT 复合成像不仅能够精确定位病灶的位置,还能看清病灶的功能。

与SPECT几乎同时出现的另一类核医学设备是正电子发射断层成像设备(PET)。与SPECT不同,PET探测的是发射正电子的放射性核素。PET的多对探测器围绕患者对向分布,采集一对来自正电子湮灭辐射的伽马射线,进行复合成像。SPECT和PET是目前核医学乃至分子影像检查的主要影像设备。

✦✦✦ 医用内窥镜

医用内窥镜用于直接观察人体内部组织形态。目前临床上应用的有光导纤维内窥镜和电子内窥镜。电子内窥镜相比于光导纤维内窥镜是一大进步,能在显示器上输出高清晰度图像。医用内窥镜检查是诊断食管、胃、十二指肠疾病最可靠的方法。世界卫生组织将医用内窥镜检查结论作为诊断消化道疾病的金标准。

➡➡ 生化分析仪器

生化分析仪器用于测量各种关于生物体的化学结构、物质代谢,对了解生命过程的特征,生物体的生理、病理变化和疾病诊断都有重要意义。生化分析仪器从血液、尿液及其他体液检测各种生化参数,是疾病诊断必不可少的指标。生化参数测量实质上是生化分析,在医院

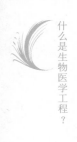

中称为临床检验。现行生化参数测量技术主要有分光光度测量技术、色谱技术、电化学电极技术等。

随着临床检验项目越来越多，传统的手工操作已经不能满足需求，临床检验各领域向自动化、精密化方向发展，出现了很多自动化生化分析仪器。目前的自动化生化分析仪器一般能做二十多个项目测定，并留有空当供临时编入其他项目。依据临床检验的用途不同，自动化生化分析仪器分为不同机种，有用于普查的多项目分析仪、以抢救为主的急救自动分析仪、单项目为主的专用分析仪。依据结构形式不同，自动化生化分析仪器分为流动分析式分析仪、分立式分析仪、离心式分析仪。

➡➡生物电诊断与监护仪器

✦✦心电图机

标准的心电图机有 12 个导联。在检查时，将电极贴片分别粘贴于左上肢、右上肢、左下肢、右下肢、前胸壁，导线与电极相连，可同时记录 12 个通道的体表心电信号。静态心电图是人们在平静状态下记录的心电图，一般在医院临床检查中使用。有些心脏疾病是间歇性发作的，为了记录疾病发作期间的心电图，人们发明了动态心电图机。它是一种便携式的心电图机，用于在人们日常运动状态下记录心电图。现在的动态心电图设备存储器容量都很大，一般可以连续记录 7 天。

心电信号处理是生物医学信号处理的重要研究内容。其目的是通过信号处理算法，在噪声和干扰条件下提取心电信号中表示生理、病理状态的特征值。

❖❖❖ 脑电图机

脑电图机是用来记录脑电波的装置。脑电帽上安置了众多电极，与头皮接触，引导脑电信号进入脑电图机内。常用的脑电图机有 8 通道的和 16 通道的，高端的脑电图机有 64 通道的，甚至有 256 通道的。

脑电图是诊断某些神精系统疾病的重要依据，例如用于检查癫痫的情况，还可以用于测定意识水平和确定大脑死亡。

人类在不同的睡眠阶段，脑电图信号表现出较大的差异。因而，基于脑电图信号的睡眠分析是分析人们睡眠质量的重要手段。现在不少医院开设了睡眠专科，让有睡眠障碍的患者戴着脑电帽在医院的房间里进行一次或多次睡眠，通过专门的脑电图信号分析算法对患者的睡眠状态进行分析，从而判断患者的睡眠质量。

在脑电图机基础上，还发展出了诸如脑-机接口、诱发脑电、运动想象等众多前沿技术。脑电图机不仅是一种

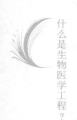

诊断仪器，也成为脑科学中一种研究大脑的重要工具。随着脑计划项目的推动，脑电图机或许能发挥更重要的作用。

✤✤肌电图机

肌电图机是用来记录和分析肌肉生物电信号的专门电子仪器。肌细胞跟神经细胞一样，属于可兴奋细胞。包裹肌细胞的外膜（肌膜）主要起兴奋和传导兴奋的作用。在通常情况下，运动神经元产生兴奋，发出神经冲动，并沿轴突传导，经过"运动神经—肌肉接头"的传递，最终肌肉收到兴奋信号，发生收缩活动。肌电测量正是基于以上生物电现象，将电极贴片贴于需要观察的肌肉表面或将针电极插入相应肌肉（前者测量表面肌电信号，后者测量运动单元电位），引导复合动作电位进入肌电图机，记录肌电信号。

在临床上，通过肌电信号可以诊断周围神经、神经元、神经肌肉接头、肌肉本身的功能状态。比如，判别肌肉萎缩、运动神经元变性、群发电位标识的帕金森病等。还可以通过肌电信号来控制假肢的动作，辅助残疾人延伸肢体功能，提高生活质量。也可以应用在游戏领域，通过肌电信号来识别肢体动作。

✤✤其他生物电诊断仪器

研究表明，生物体除了心脏及大脑活动能产生电现

118

象以外,许多其他器官、组织及骨骼都存在不同程度的电现象。下面列举几个不常见的生物电诊断仪器。

测绘视网膜电图的仪器

当视网膜受到瞬间闪光刺激时,安放在视网膜表面或角膜上的探测电极与安放在前额或耳垂部位的参考电极之间,可记录到短暂的电位顺序变化,称为视网膜电图。

测绘眼电图的仪器

眼电图是眼睛运动引起的电位变化记录。在测绘眼电图时,将一对电极贴于眼睛两侧。当眼睛的位置固定不动,保持在参考位置时,眼电图的电位定义为零电位。眼球水平转动时,眼电图的电位出现变化。从眼电图信号可以提取眼睛取向、角速度、角加速度等信息。根据眼电图可研究药物对眼运动的影响。作为工具,眼电图可用于研究睡眠期间的眼动,或研究视觉搜查时的眼动。

测绘眼震电图的仪器

眼震电图是眼球运动时角膜和视网膜电位变化的记录。在使用眼震电图仪进行诊断的过程中,常常在耳朵附近给予一定的电刺激,或者在耳内注入一定的热水作为刺激。眼震电图可用于判定前庭系统、中枢神经系统和视觉系统的功能。在体检中,也用于特种人员的选拔

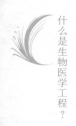

和健康鉴定。

除生物电诊断仪器外，还有非生物电的诊断仪器，比如血压计、生物声（心音、耳声）诊断仪、体温计、呼吸功能诊断仪、血液流变仪等。

大学：大学的定位与优势

生物医学工程：迎接人类第三次生物革命。

——苏珊·霍克菲尔德

▶▶美国生物医学工程教育概况

20 世纪 50 年代以来，美国首先在研究生院实施了生物医学工程教育计划。研究生教育获得成功后，各大学才在传统的工程系实施生物医学工程本科生教学计划，并在此基础上发展出独立的生物医学工程教育计划。可以说，美国站在了目前世界生物医学工程教学和研究的前沿。

美国每年都通过《英国新闻与世界报道》公布全美大学本科和研究生教育的排名表。根据 2021 年最新公布的全美大学本科和研究生教育生物医学工程专业排名，

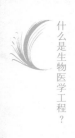

我们挑选了排名靠前的五所优秀的大学，它们是约翰斯·霍普金斯大学（The Johns Hopkins University）、圣路易斯华盛顿大学（Washington University IN St. Louis）、杜克大学（Duke University）、麻省理工学院（Massachusetts Institute of Technology）以及密歇根大学安娜堡分校（University of Michigan，Ann Arbor）。这五所美国大学生物医学工程专业的发展背景及学科研究方向的特点如下。

约翰斯·霍普金斯大学

1970 年，约翰斯·霍普金斯大学医学院成立；1999 年，该学院获得由惠特克基金会颁发的生物医学工程领袖奖。学科方向包括生物医学数据科学、计算医学、基因组学和系统生物学、成像和医疗设备、免疫工程学、神经工程、转化细胞与组织工程学。

生物医学数据科学：分析大规模生物医学数据集以及开发新的数据分析技术。

计算医学：开发疾病的计算模型，利用患者的数据对这些模型进行个性化设计，并应用这些模型来改进疾病的诊断和治疗方式，从而促进医疗保健行业的发展。

基因组学和系统生物学：将基因组和表观基因组中的信息与生物系统中细胞、组织和器官的功能相联系，开发用于基因组系统分析的新计算方法和实验方法,建立多尺度模型,并利用合成生物学来设计促进人类健康的新生物医学系统。

成像和医疗设备:涉及从分子和细胞到器官和整个人群的空时分布信号的测量。以新技术和数据密集型分析为中心,将数学、物理和生物系统与新型设备和计算算法工程相结合,对成像技术、图像分析和新型医疗设备等进行研究。

免疫工程学:利用人体免疫系统的功能来治疗癌症等疾病,并且通过促进组织再生去改善愈合和修复。

神经工程:利用工程方法来调节中枢、周围和自主神经系统的功能,旨在开发新的以工程为中心的技术,用于医学领域中的筛查、诊断、预后、康复、修复和再生。

转化细胞与组织工程学:致力于开发先进技术以提高或恢复分子、细胞和组织水平的功能。

圣路易斯华盛顿大学

1997 年,圣路易斯华盛顿大学生物医学工程系成立。学科方向包括生物医学和生物成像、心血管工程、细胞与分子工程、神经工程、矫形工程、医学再生工程。

生物医学和生物成像:开发新技术来解决重要的基础科学和临床问题,以补充当今社会已经强大的科研和

大学·大学的定位与优势

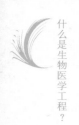

临床影像学的研究和应用。

心血管工程：旨在使用创新的方法来研究、诊断和治疗心血管疾病。

细胞与分子工程：旨在通过操纵分子、细胞或系统，寻找治疗疾病的创新方法。

神经工程：包括研究神经元、神经系统、行为和神经系统疾病，探索感觉和运动处理的新方法以及神经可塑性的基础，设计神经假体。

矫形工程：旨在了解骨和软组织的力学和材料特性，并利用生物材料和细胞过程来介导损伤反应和促进组织再生。

医学再生工程：旨在通过研究正常生长过程以及细胞、组织和生物体对疾病和创伤的反应，来开发促进功能组织愈合和再生的材料。

杜克大学

1965 年，杜克大学建立跨学科生物医学工程系；1967 年，开展本科生物医学工程计划；1970 年，生物医学工程系正式成立，隶属于普莱特工程学院；1987－1999 年，设立美国国家科学基金会心血管技术研究中心；1993 年，成立细胞和生物表面工程中心。学科方向包括生物电工程、生物材料、生物力学与机械生物学、生物医学与健康数据科学、生物医学成像与生物光子学、生物传感器和生物仪器、生物系统的计算建模、药物和基因传递、免疫工程、神经工程、合成与系统生物学、组织工程与再生医学。

生物电工程:涵盖从离子通道到器官水平的跨尺度范围生物电研究,重点是发展心肌的真实模型。

生物材料:包括软材料、纳米材料、免疫活性材料和组织工程支架的分子设计。

生物力学与机械生物学:专注于研究分子、细胞、组织和器官水平的力学。

生物医学与健康数据科学:致力于开发创新的数据科学、机器学习和数字健康建模方法。

生物医学成像与生物光子学:侧重于成像的物理和数学理论研究、图像采集和图像处理、硬件设计和临床应用。

生物传感器和生物仪器:利用生物化学、电子学、组织学和生理学的最新进展开发新的诊断、治疗和修复设备。

生物系统的计算建模:专注于建模、仿真、高性能计算和数据分析。

药物和基因传递:了解并开发针对癌症、传染病和心

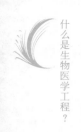

血管疾病、肌肉疾病和胃肠道疾病的新的治疗策略。

免疫工程：设计用于组织工程和治疗伤口、慢性炎症和癌症的新型疫苗和技术。

神经工程：开发新的工具和方法来研究神经系统的基础理论以及神经系统疾病的治疗。

合成与系统生物学：研究发展再生医学的新策略，治疗遗传疾病和建立强大基因回路功能的技术。

组织工程与再生医学：研究从用于修复各种组织和器官的生物材料/细胞结构，到干细胞疗法，再到免疫疗法的技术。

麻省理工学院

1998年，麻省理工学院生物医学工程学科建立。学科方向包括生物与生理传输现象、生物学成像及功能测试、生物材料、生物分子工程、生物学与生理系统的计算机建模、分子治疗的发现与传输、生物力学、生物物理、药物运输、组织工程等。

生物与生理传输现象：通过显微镜观察机械力对活生物细胞组织的作用，构建新型的计算机模拟环境，通过定量的分子模型把不同数量的独立实验数据联系起来。此外，开发实验方法和理论模型来表征生物力学表现。

生物学成像及功能测试：研究新型显微镜设备以及

这些新型设备在生物医学问题上的应用。开发新型原子力显微镜（AFM）成像、AFM压痕、AFM宽带动态纳米能变。

生物材料：研究设计新型有机无机混合材料，新型电磁特性的生物模拟综合，智能聚合物合成和自组装，生物复合材料的设计与综合。

生物分子工程：研究在表面溶剂中酶的催化作用、有机合成中酶作为立体定向催化剂、新型微生物材料以及大分子（DNA，蛋白质）的传递及稳定性。广泛研究了细胞因子诱导的炎症和机械负荷力以及组织和关节行为的影响，重点研究了超负荷损伤引发的分解代谢和合成代谢过程。

生物学与生理系统的计算机建模：主要工作是发展并应用理论，以计算方法来研究由许多交互元件组成的复杂系统。

分子治疗的发现与传输：研究目标是探究染色体导致的机能障碍，突变、癌症、细胞死亡的具体生物端点，癌症的分子致病源。研究了在体外和体内炎症损伤模型中上调的肌肉骨骼组织工程、力学生物学和细胞信号通路。

生物力学：从测量单个细胞的质量到肌肉、骨骼、组织再生均有涉及。

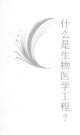

生物物理：研究包括材料界面化学与力学之间的耦合关系，通过结构建模分析蛋白质之间的相互作用等。

药物运输：主要研究针对肿瘤的工程抗体以及其他用于选择性杀死肿瘤细胞的化学疗法。

组织工程：研究使用干细胞播种的支架来修复退化的软骨和对小鼠进行工程改造以荧光显示遗传变化等。

密歇根大学安娜堡分校

1962 年，密歇根大学安娜堡分校研究生项目成立；1996 年，生物医学工程系成立。学科方向包括生物力学、生物医学计算和建模、生物医学成像和光学、生物微米/纳米技术和分子工程、神经工程、再生医学和工程教育。

生物力学：主要研究领域包括量化在健康、疾病或受伤时细胞和基质起作用的机械环境，识别机械和生物过程（例如生长、修复和适应）之间的关系，研究作用在细胞或细胞环境上的力如何影响细胞行为。

生物医学计算和建模：主要研究领域有开发计算机模型，研究数据并确定趋势和健康模式，实现从分子水平到整个器官规模的结构和功能建模。

生物医学成像和光学：主要研究领域是探索组织的组成和性质、治疗疾病、刺激增长等。

生物微米/纳米技术和分子工程：主要研究领域是微

流体和微细加工、生物膜的发展、生物医学微机电系统等。

神经工程：主要研究领域是脑-机接口、神经刺激、使用大脑中的多电极阵列创建神经信号。

再生医学：主要研究领域包括干细胞研究、人造器官和组织的发育、引物的发展等。

工程教育：主要研究领域包括工程创业与创新教育、生物医学工程教学变化、生物医学工程特性和交叉学科前端设计策略等。

美国大学的生物医学工程专业通常不是一个独立的学院，一般隶属于工程学院或医学院，两者共同对学生进行培养及管理，并且研究领域也较为宽泛。一般来说，一个系是一个行政单位。生物医学工程系内有多个分支学科，但是生物医学工程系内并不正式划分教研室，只是有一些组织比较松散的"领域"。例如约翰斯·霍普金斯大学的生物医学工程专业隶属于该校的医学院和慧廷工程学院，圣路易斯华盛顿大学的生物医学工程专业隶属于该校的工程与应用科学学院，麻省理工学院的生物医学工程专业隶属于该校的工程学院，杜克大学的生物医学工程专业隶属于该校的工程学院，密歇根大学安娜堡分校的生物医学工程专业隶属于该校的医学院。

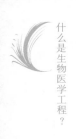

美国大学的生物医学工程系的研究内容较多，研究范围较为广泛，研究力量强大并且重点突出，杜克大学拥有国家最高级别的生命科学学院和著名的医学院。强大的医学实力，为其生物医学工程学院的科研项目提供了强有力的补充和支持。生物医学工程学院与世界知名的杜克大学医学中心建立了高度的跨学科合作机制，在这里，工程学家、生物学家和医生三者密切合作。这种专业背景的拓宽在生物医学工程学院所有的研究项目中都有体现，这种相互协作成为该学院全面发展的基础。同样，一般生物医学工程专业排名最前的学校，其工科实力都不弱。以工科著称的麻省理工学院在其自然科学与工程学上具备强大实力，并在这个基础上先建立了医学院，之后首批癌症康复研究计划启动，然后才建立了以临床仪器研发为主要目的的生物医学工程中心。医疗仪器的牵引、工程学与医学的互补，带动了生物医学工程专业的发展和壮大。

以生物医学工程专业本科教育排名第一的约翰斯·霍普金斯大学为例，该校认为最新的生物医学工程教育就是使学生能继续攻读研究生、在医学院以及职业学校中接受教育或在产业领域谋求职位。就业的广泛性正是该校生物医学工程专业优势的一个重要方面。该校大量本科毕业生在医学院和研究生院继续深造，研究方向覆盖了生物医学工程、电子工程、计算机科学、医学、神经科学、生理学、制药等领域。

生物医学工程学科在我国的发展始于 20 世纪 70 年代。1977 年,浙江大学设立国内第一个生物医学工程专业。1978 年,国家科学技术委员会成立了生物医学工程学科专业组,西安交通大学、清华大学等陆续建立生物医学工程专业并开始招生。从此生物医学工程学科在我国快速发展。目前,全国 100 多所院校或研究单位设有生物医学工程专业。

根据教育部最新发布的《普通高等学校本科专业目录(2021 年修订版)》可知,生物医学工程类包括生物医学工程、假肢矫形工程、临床工程技术、康复工程四个专业,具体名单如下:

生物医学工程,门类为工学,专业类为生物医学工程类,专业代码为 082601,授予理学或工学学位。五年制或四年制。

假肢矫形工程,门类为工学,专业类为生物医学工程类,专业代码为 082602T(T 表示特设专业),授予工学学位。四年制。

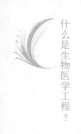

临床工程技术，门类为工学，专业类为生物医学工程类，专业代码为 082603T（T 表示特设专业），授予工学学位。四年制。

康复工程，门类为工学，专业类为生物医学工程类，专业代码为 082604T（T 表示特设专业），授予工学学位。四年制。

➡➡"082601 生物医学工程"专业

"082601 生物医学工程"专业，是以解决医学中的有关问题，保障人类健康，为疾病的预防、诊断、治疗和康复服务的一门学科。它综合工程学、生物学和医学的理论和方法，在各层次上研究人体系统的状态变化，并运用工程技术手段去控制这类变化，培养能在生物医学工程领域、医学仪器等领域从事研究、开发、教学和管理工作的人才。

目前大部分高校开设此专业，以大连理工大学生物医学工程专业培养方案为例，该专业主干课程包括电路理论、模拟电子线路、数字电路与系统、生物医学工程导论、人体解剖学、生理学、生物医学测量与仪器、数字信号处理、医学信号分析与处理、医学图像处理、医学成像、生物医学光子学。

毕业生应获得以下几个方面的知识和能力：

工程知识:能够运用数学、物理、化学、力学、工程基础和专业知识解决生物医学工程领域的复杂工程问题。

问题分析能力:能够应用数学、自然科学和工程科学的基本原理,结合文献研究,识别、表达、分析复杂生物医学工程及相关领域的问题,以获得有效结论。

设计/开发解决方案的能力:针对复杂工程问题,能够应用生物医学工程的基本理论和方法,设计满足特定需求的系统、单元(部件)或工艺流程,开发解决方案,并能够在设计环节中体现创新意识,考虑社会、健康、安全、法律、文化以及环境等因素。

研究能力:能够基于科学原理、采用科学方法进行研究,通过设计实验、分析数据及信息解决复杂生物医学工程问题,并得到合理有效的结论。

使用现代工具的能力:在解决复杂生物医学工程问题过程中,能够开发、选择与使用恰当的技术、资源、现代生物医学工程类设计与开发工具、信息技术工具,能够对复杂工程问题进行预测与模拟,并能够理解其局限性。

理解工程与社会的相关性:能够基于工程相关背景知识合理分析和评价生物医学工程实践和复杂工程问题解决方案对社会、健康、安全、法律以及文化的影响,理解应承担的责任。

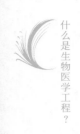

理解和评价工程和可持续发展的相关性：能够理解和评价针对复杂生物医学工程问题的工程实践对环境、社会可持续发展的影响。

职业规范：具有人文社会科学素养、社会责任感，能够在生物医学工程实践中理解并遵守工程职业道德和规范，履行责任。

处理个人和团队关系的能力：能够在多学科背景下的团队中承担个体、团队成员以及负责人的角色。

沟通能力：能够就复杂生物医学工程问题与业界同行及社会公众进行有效沟通和交流，包括撰写报告和设计说明书，陈述发言并清晰表达。具备一定的国际视野，能够在跨文化背景下进行沟通和交流。

项目管理能力：理解并掌握工程管理原理与经济决策方法，并能够在多学科环境中应用。

终身学习能力：具有自主学习和终身学习的意识，有不断学习和适应发展的能力。

价值观：树立和践行社会主义核心价值观，能够阐释正确的价值观对生物医学工程和社会实践活动的影响。

毕业生就业方向主要包括四类：

出国深造或在国内继续攻读研究生，这一比例较大。

进入国家药品监督管理局医疗器械注册管理司及各级医疗器械检测所等。

进入各级医院的医学工程处、设备处、信息中心及医学影像科。

进入各大跨国以及国内医疗器械企业,如通用电器、西门子、飞利浦、迈瑞医疗、东软医疗、联影医疗等。

➡➡ "082602T 假肢矫形工程"专业

"082602T 假肢矫形工程"专业,涉及医学和工程学两大学科的若干专业,涵盖了解剖学、人体生物力学、机械学、电子学、高分子材料科学等学科。应用现代工程学的原理和方法,补偿、矫正或增强残疾人已缺失的、畸形的或功能减弱的身体部分或器官,使残疾人在可能的范围内最大限度地恢复功能或补偿功能,获得独立生活的能力,是康复工程的主要内容之一。该专业学生主要学习医学基础、康复医学、机械、电气等基础理论知识,掌握康复器械基本专业知识,具有制作、配置矫形器和假肢的能力,并具备相关康复器械设计与应用能力。该专业培养能在临床康复、假肢矫形工程领域从事研究、设计与技术服务的人才。

目前首都医科大学、徐州医科大学、上海理工大学等少数几所高校开设了此专业。以上海理工大学为例,该

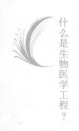

专业主要课程包括医学基础、康复医学、工程制图、工程力学、人体生物力学、机械设计、机械制造技术基础、电工技术基础、电子技术基础、微机原理及应用、C 语言程序设计基础、液压及气动技术、人机工程学、生物医学测量技术、矫形器与假肢技术、康复工程概论、人体辅助康复器械、康复治疗与训练设备、骨科器械等。

毕业生就业方向主要包括：

医院、康复中心和矫形器假肢装配机构的矫形器师与假肢师、康复工程师。

医疗机构的康复器械临床工程师。

康复/医疗器械生产企业的工程技术人员与管理人员。

康复/医疗器械生产、贸易企业的技术服务工程师。

康复工程产品监督管理与检测机构从事康复器械的监督管理、检测人员等。

➡➡"082603T 临床工程技术"专业

"082603T 临床工程技术"专业是医学和工学结合、以工学为主的专业,该专业培养的人才具备临床医学基础和工学等方面的知识和能力,掌握重要医疗仪器设备的操作、使用、维护、功能开发和技术管理技能,能在医院临床工程技术岗位从事医疗设备的临床应用、功能开发、技术管理、技术维护和技术培训等工作,也可在医疗服务机构从事医疗设备的售后服务等技术工作,确保医疗仪器设备在临床使用过程中的安全性和有效性。临床工程技术(本科)专业是目前国内唯一获得教育部审批通过,旨在培养医学和工学结合的复合型高素质临床工程技术应用型人才的专业。

目前上海健康医学院开设了此专业,主干课程包括电路原理、疾病学基础、医学统计原理及应用、临床医学概论、模拟电子技术、机械设计基础、数字电子技术、单片机原理及应用、生物医用材料、临床工程技术专业英语、生物体物性工学、液压与气动技术、生物医学检测技术、医用电气安全、医用光学仪器、医院设备及维护、医学临床诊断仪器、人体机能替代装置、医用治疗设备等。

毕业生就业方向主要包括:

在医疗器械研发和生产企业从事产品的生产、管理、销售、售后服务等工作。

在医院、医疗事业单位从事医疗仪器设备的操作、维护、检测和管理等工作。

上海健康医学院临床工程技术专业为中日合作办学,毕业生也可申请赴日方留学深造,获得日本临床工学

大学:大学的定位与优势

137

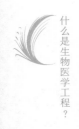

技士国家资格和就业机会。

➡➡"082604T 康复工程"专业

"082604T 康复工程"专业是 2019 年获批新增备案的本科专业。

目前开设该专业的院校包括天津农学院、上海理工大学、河西学院、北京社会管理职业学院。以上海理工大学为例，课程包括人体生理学、人体解剖学、人体生物力学、人机工程学、生物医学信号检测、机械设计、电工电子学、微机原理、自动控制、人工智能等专业基础课程；康复工程概论、康复医学、康复机器人学、康复治疗与训练设备、人体康复辅助技术、人-机无障碍交互技术、康复器械工业设计、假肢矫形器学等专业课。

毕业生就业方向主要包括：

在医院、各级康复机构以及养老助残机构从事临床康复工程技术研究工作。

在康复设备制造企业及科研机构从事设计研发工作。

在企事业单位、政府相关管理部门从事专业管理工作。

▶▶中国大学生物医学工程专业特色

目前我国的生物医学工程专业设置方式主要分为两类，一类设置在综合大学，另一类设置在医科院校。我国综合大学生物医学工程专业最初主要是从电子信息工程发展而来的。公共基础课的教学任务和其他理工科专业一样由学校统一安排，系或学院只承担大类专业基础课和专业课的教学任务，以科研为主。医科院校的生物医学工程院系一般是新组建的，承担了该专业全部理工科的公共基础课、专业基础课、专业课的教学任务，同时还要兼顾科研工作。不论是综合大学还是医科院校，基本上是按照第一、二年是公共基础课，第二、三年是大类专业基础课，第三、四年是专业课的方式开设课程。大连理工大学生物医学工程专业本科生课程结构见表1。

表 1　大连理工大学生物医学工程
专业本科生课程结构

课程体系		学分要求		
		必修	选修	合计
公共基础与通识课	思想政治类（课外）	14（＋2）		68
	军事体育类	8		
	通识类		6	
	外语类	8		
	数学与自然科学类	32		

大学：大学的定位与优势

（续表）

课程体系		学分要求		
		必修	选修	合计
大类专业 基础课与 专业课	计算机类	3		48
	学科与大类基础课程	14.5		
	专业基础课程	6		
	专业主干必修课程	13		
	专业方向选修模块课程		11.5	
	本研衔接选修课程			
专业实践 与毕业设计 （论文）	专业实验、实习、实训、课程设计	25		40
	毕业设计（论文）	15		
创新创业 教育与个性 发展课程	创新创业教育课程		2	4
	大学生创新创业计划项目		2	
	个性发展课程			
第二课堂	健康教育	0.5		6.5
	大学生心理健康教育	2		
	社会实践	1		
	国家安全教育	1		
	劳动教育	2		
	讲座、社团活动		(1.5)	
专创融合荣誉 课程（不计入 总学分）	创新创业实践类荣誉证书课程		(15)	0
合计		145	21.5	166.5

注：()表示课外实践及课程,不计入总学分。

医科院校开设的医学基础课的比例略高于综合大学。国内生物医学工程学科经过 40 多年的发展，许多高校已经在不同分支领域取得了很大进展，甚至出现了诸多独创或原创性成果。下面简要介绍国内几所有特色的高校，供读者参考。

东南大学

东南大学在国内较早设立生物医学工程专业，建设生物医学工程学科。1984 年 9 月由韦钰院士创建生物医学工程及仪器系；1994 年 8 月更名为生物科学与医学工程系；2006 年 8 月成立生物科学与医学工程学院；1993 年被批准建立全国第一个"生物电子学"博士点；1997 年"生物医学工程"成为国家一级学科博士点；2002 年"生物医学工程"成为国家重点学科；2017 年入选国家"双一流"学科；1998 年被批准设立博士后科研流动站；2005 年和 2010 年连续两次被评为全国优秀博士后科研流动站；在 2007 年和 2012 年的生物医学工程学科全国评估中排名第一；2017 年学科评估为 A$^+$。

东南大学生物科学与医学工程学院现任专任教师近 130 人，其中中国工程院院士 1 人，特聘专家 7 人，国家杰出青年基金获得者 6 人。现有在校生 1 000 多人，实现了从单纯的工学到医工双学位，再到七年本硕连读一贯制，形成了较为完善的人才培养体系。学院是经教育部批准

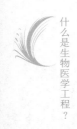

的目前本专业唯一七年一贯制的实施单位。与国际知名高校和科研机构建立了长期稳定的科学研究和人才培养的合作关系。

学院目前拥有生物电子学国家重点实验室、器官芯片学科创新引智基地(入选国家"111 计划")、儿童发展与学习科学教育部重点实验室、江苏省生物材料与器件重点实验室、东南大学艾伦国际联合研究中心、医学电子学实验室、生物医学信号与图像处理实验室、生物信息学实验室和生物表界面实验室等科研基地,拥有东南大学苏州医疗器械产业技术研究院、江苏省产业技术研究院生物材料与医疗器械研究所、苏州市生物医用材料与技术重点实验室、苏州市环境与生物安全重点实验室、无锡市生物芯片重点实验室等高技术转化应用中心。近五年来,主持和承担包括国家重点基础研究发展计划(973 计划)在内的国家和省部级科研项目 200 余项,获科研经费3 亿余元。获国家或省部级自然科学奖或科技进步奖12 项。

华中科技大学

华中科技大学生物医学工程学科始建于 1980 年,隶属于生命科学与技术学院,始终坚持"理、工、医交叉"的发展思路。生物医学工程学科主要包括生物学与生物化学、分子生物学与遗传学,学科进入 ESI 国际排名前 1%。

142

2017 年教育部第四轮高校学科评估中，生物医学工程学科获评 A$^+$。

该校生物医学工程专业以"尚人文、厚基础、强实践、重交叉、促交流"为培养特色，2020 年入选教育部强基计划和基础学科拔尖学生培养计划 2.0 基地。学科围绕生命科学前沿和国家重大战略需求开展科学研究。拥有硕士点、博士点和博士后科研流动站。

该校生物医学工程专业师资力量雄厚，现有教师 110 人，包括中国科学院院士 2 人，美国科学促进会会士 3 人，国家人才计划入选者 4 人，"万人计划"国家级教学名师入选者 1 人，长江学者 8 人，国家杰出青年基金获得者 7 人，国家青年人才计划入选者 22 人。

华中科技大学先后建成包括武汉光电国家研究中心生物医学光子学研究部、国家纳米药物工程技术研究中心、教育部分子生物物理重点实验室在内的 9 个国家级科研平台和 7 个国际科研合作平台。秉承"明德厚学、求是创新"的校训，脚踏实地，开拓创新，争创世界一流生命学科。

上海交通大学

1979 年 4 月，上海交通大学在精密仪器和水声专业基础上筹建生物医学仪器专业，于当年 7 月开始招生。

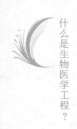
该专业是国内最早创办的生物医学工程专业之一。该校生物医学工程学科 2002 年入选教育部一级重点学科。2011 年 4 月，生物医学工程学院成立，逐步形成"医工交叉、国际化、临床转化"的办学特色，在历次学科评估中名列前三。该校生物医学工程专业 2019 年成为国内唯一通过 ABET 国际认证的生物医学工程专业，2020 年 1 月入选教育部首批国家级一流本科专业建设点。

上海交通大学生物医学工程学科师资力量强，现有教职员工 121 人，其中中国工程院院士 2 人，英国皇家科学院院士 1 人，国家级人才计划入选者 13 人，国家级青年人才计划入选者 12 人。在纳米生物技术、医疗机器人、肿瘤免疫治疗、心血管疾病治疗、新冠病毒核酸检测等多个领域突破关键核心技术。建设转化医学国家重大科技基础设施（上海）等国家级研究基地，主持建设数字医学教育部工程研究中心、上海 Med-X 重大疾病物理治疗和检测设备工程技术研究中心、上海市高端医学诊疗装备工程研究中心等省部级科研平台。

该专业本科生海外深造率超过 70%。

清华大学

清华大学生物医学工程学科是我国首批建立的生物医学工程学科点之一，也是全国 8 个生物医学工程国家重点学科之一。自 1979 年、1982 年和 1986 年起分别招收硕士生、本科生和博士生。经过三十多年的发展,该学科形成了严谨的学风和优良的学术声誉,人才培养质量得到社会的公认。

学科拥有一支具备国际视野和中国根基、年龄结构合理的教师队伍。包括中国工程院院士 1 人,"长江学者"特聘教授 3 人,杰出青年基金获得者 4 人,优秀青年基金获得者 3 人,新世纪人才等优秀学者多人。在科学研究方面,学科形成了有特色的核心基础研究方向,包括神经工程、医学影像、微纳医学与组织工程、生物信息学。学科建设了清华大学生物医学影像研究中心和北京市多模态医学影像工程技术研究中心。同时,生物芯片(北京)国家工程研究中心和神经调控技术国家工程实验室等平台对本学科的发展提供了有力的支撑。本学科与国内重点医疗设备企业和国家药品监督管理局等管理部门建立了固定的合作关系。与美国约翰斯·霍普金斯大学合作建立了生物医学工程联合研究中心,与美国哥伦比亚大学合作建立了高等基因组技术研究中心。

北京航空航天大学

北京航空航天大学生物医学工程学科建立于 2002 年,2008 年成立生物与医学工程学院。建成了完整的本科、硕士、博士和博士后人才培养体系,拥有生物医学工程一级学科博士点和博士后科研流动站。

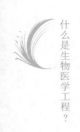

该学科已在分子、细胞、组织、器官以及系统等各个层次建立了接轨国际先进水平的实验平台。获批生物力学与力生物学教育部重点实验室、空天生物技术与医学工程国际联合研究中心（科技部国家级国际科技合作基地）、高端植介入医疗器械优化设计与评测技术北京市重点实验室等十余个重点实验室。"月宫一号"入选教育部中高等学校十大科技进展。

学院拥有一支高水平师资队伍。包括院士1人，长江学者1人，杰出青年基金获得者2人，国际宇航科学院空间生命学部院士、通讯院士各1人；科技部创新团队1个，国家自然科学基金创新团队1个。

学院以生物医学工程大类招收本科生，按照通识教育、共同教育、专业教育、个性化教育四个阶段来实施人才培养。进入专业教育阶段后，学生可以在十个专业模块中选择最适合自己的方向。学院实施完全学分制，学生可以根据自己的学习兴趣、能力和进度以及对未来发展的规划，在培养方案的总体框架下自主选择和安排课程。

学院特别强调创新能力和综合素质的培养，注重学生的个性化发展，全面实施分阶段全员型本科生导师制，所有学生从大一开始就可在导师的指导下在各个方向实验室从事科研实践；同时，学院定期开展生物医学名家论坛、教育文化讲堂、学术沙龙、优秀企业进学院等活动,所有学生均有机会与本领域的世界一流学者、教育大家和优秀企业家进行面对面的深入交流。

学院已经与美国密歇根大学、美国哥伦比亚大学、中国香港中文大学等多所大学签署了学生交换协议;目前有 25％左右的学生在本科阶段被公派到境外进行学习和实习,未来 3 年内,这个比例将增大到 40％。正在实施本研一体化人才培养模式,优秀学生可实现本—硕、本—硕—博连读,也可在完成本科学业后通过保送、交换等形式在国内外相关研究机构、大学继续深造,读研及出国进修比例在 75％以上。

浙江大学

浙江大学生物医学工程学科点设在生物医学工程与仪器科学学院,位于浙江大学玉泉校区,设生物医学工程学系、仪器科学与工程学系两个系。建成硕士点、博士点和博士后科研流动站。浙江大学生物医学工程专业创立较早,为国家重点学科。

该专业的创立可以追溯至我国生物医学工程及仪器科学创始人之一的吕维雪先生,吕先生于 1977 年创建浙江大学科学实验仪器工程学系。浙江大学生物医学工程专业致力于学生创新能力和自我发展素质的培养,精心塑造能够运用自然科学和现代技术手段解决人类健康领

大学：大学的定位与优势

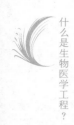

域中关键问题的交叉复合型人才，以及系统掌握电子信息技术基础理论及工程能力的高级人才，是我国培养生物医学工程与仪器科学领域高级人才的重要基地。该专业学科师资力量雄厚，既有资深博学的知名教授，也有一大批朝气蓬勃的中青年学术骨干和中坚力量。生物医学工程与仪器科学学院现有教职工近百人，其中在职教授24人，特聘研究员1人，副教授、高级工程师40余人。

学院建有生物传感技术国家专业实验室、生物医学工程教育部重点实验室、浙江省心脑血管检测技术与药效评价重点实验室、神经系统药物筛选和中药开发及评价重点实验室。学院整体科研实力雄厚，相继承担国家重点基础研究发展计划（973计划）、国家高技术研究发展计划（863计划）、国家科技支撑计划、国家自然科学基金仪器专项和国际合作专项等一大批科研项目，科研总量逐年增长。多项科研成果居国内领先、国际先进水平。与国际著名大学及科研机构建立了广泛的科研合作和交流机制，多次举办高质量的国际学术会议，与美国、俄罗斯、英国、日本、荷兰、澳大利亚、新加坡等国的知名高校设有人才交流和合作培养项目。

四川大学

四川大学生物医学工程学科创立于20世纪70年代。1986年获硕士学位授予权，1992年获博士学位授予权,1999年建立博士后科研流动站,同年招收生物医学工程本科学生,2019年,生物医学工程本科专业入选教育部首批国家一流本科专业建设点。

四川大学生物医学工程学科是教育部2002年评估和批准的一级学科全国重点学科,"十五"国家"211工程"重点建设学科,进入"985工程"重点建设学科之列。在历次全国学科评估中名列前茅,2016年第四轮学科评估为A⁻(并列第四),是四川大学重点建设的双一流学科和"高峰学科"。

四川大学生物医学工程学院融合了教育教学中心和科技创新中心两大平台。教育教学中心是学院人才培养的主体,包含从本科到博士完整的创新人才培养体系,设有生物医学材料、医学信息与仪器、医疗器械监管科学三个教学系和一个实验教学中心。科技创新中心是学院科学研究与技术创新的主体,包括国家生物材料工程技术研究中心、医疗器械监管科学研究院、四川大学生物材料基因工程研究中心、四川医疗器械生物材料和制品检验中心等科技创新平台。

学院师资力量雄厚,由中国工程院院士、美国国家工程院外籍院士、国际生物材料学会联合会主席张兴栋院士领衔,汇集了国家高端专家、杰出青年、"万人计划"等一批国内外知名的专家和学术带头人以及国家级青年人

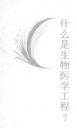

才,其中具有国家级和省部级学术头衔的高端人才 30 余人,还引进了 14 位美国工程院、医学院院士和国际顶尖专家为名誉或客座教授,以双聘形式引进中国工程院院士 3 人和知名企业高层专家 5 人。

学院发挥四川大学在生物材料领域的引领地位和国际影响,形成以生物材料及植入器械为显著优势特色的专业培养风格,以组织诱导理论与再生修复材料的专业教育在国内外独树一帜。设立"生物材料国家工程中心创新班",全面推行学生学术型社团,使学生在创造知识的实践中实现能力提升。

大连理工大学

大连理工大学生物医学工程专业目前隶属于生物医学工程学院,前身是始建于 2007 年的生物医学工程系。经过十几年的发展,专业建设与时俱进、稳步提升,迄今已培养 12 届本科毕业生,涌现了一批优秀人才。学院建有一级学科硕士点、博士点和博士后科研流动站,拥有辽宁省集成电路与生物医学电子系统重点实验室与大连市医学信息与健康工程重点实验室。生物医学工程为辽宁省一级重点学科,在第四次学科评估中进入 B 类学科行列,在 2020 年 7 月泰晤士高等教育首届学科评级中获得 A$^+$。2020 年,该专业被评为辽宁省一流本科教育示范专业。

大连理工大学生物医学工程学科是"中国仪器仪表行业协会传感器分会"第七届理事会常务理事单位和"智能传感器创新联盟"第一届理事会理事单位。近年来,该学科完成或正在承担国家自然科学基金重点项目、国家"863 计划"子课题、国家科技支撑计划、科技部国际科技合作专项、国家自然科学面上项目、辽宁省重大科技攻关项目等 130 余项。

该校生物医学工程专业定位为:秉承"海纳百川、自强不息、厚德笃学、知行合一"的大工精神,实施精英人才培养办学定位,依托"双一流"建设学科整体优势,服务"健康中国"国家战略及医疗仪器产业发展的重大需求,关注省内战略性新兴健康产业发展规划。该专业以立德树人为根本,强化医工融合,致力于建设一流生物医学工程专业,培养具有"厚基础、重实践、高素质、善创新、国际化"的复合型精英人才。经过十多年的发展,该专业凝练出如下专业特色优势。

研教融汇,师资精良:全面推进"以人为本,四个回归",牢固树立教师是办学主体的理念,实施教学与科研紧密融合,逐步形成了一支高水平教师队伍。学院现有 2 人获得宝钢优秀教师奖,2 人获评省级以上教学名师,3 人为国务院政府特殊津贴获得者,1 人入选第二届全国创新争先奖。

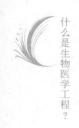

医工融合，突出优势：在"新工科"建设理念引领下，加强理工医深度融合，发挥大连理工大学在生物医学信息技术领域的特色优势和国际影响，形成以现代智能信息技术和电子技术为支撑、以新型医学和生物信息获取与分析处理为主的人才培养体系。该专业获得多项省教学成果奖。

注重实践，多元协同育人：推进产教融合，校企合作，完善多主体协同育人机制。具有国家级实验教学示范中心、省级实践教育基地等多维度优势教研资源与平台，建立健全了理论探索、工程设计并重的生物医学工程创新实践能力培养机制。

该专业坚持科学研究与教书、育人协同，积极引进国外高水平师资，97％以上教师拥有海外留学工作的经历。现已形成了三个科教融合的方向：医学信号及图像处理，主要聚焦于生物医学各种生理和图像信号的处理与信息提取，完成诊断、治疗和反馈控制等任务；医学电子，主要聚焦于生物医学信号的采集和处理及应用系统的研究，包括各种传感器、生物芯片、集成电路与集成系统及其网络化应用技术；系统医学与康复工程，主要聚焦于从宏观系统到微观细胞以及分子水平上各种信号（如电、磁、力、温度及生物化学分子等物理、化学因子）干预人体生理、病理变化的信号转导机制与模拟，包括生物系统的实验

与仿真、疾病的发生与康复机制、干细胞扩增定向分化、
运动干预与康复治疗等。

▶▶如何选择报考学校与专业？

➡➡如何选择学校？

选择学校从认识学校的类型开始。我国的高校从整
体上分为三大类：综合大学、专业型大学与理工类大学。
综合大学指学科比较齐全（涵盖哲学、文学、理学、工学、
管理学、法学、医学、农学、经济学、教育学、历史学、军事
学等多个学科门类）、办学规模宏大、科研实力强的大学。
例如清华大学、北京大学、上海交通大学、浙江大学、复旦
大学、武汉大学等。专业型大学具有一定的行业背景，在
专业能力方面的培养实力十分强劲。例如中央财经大
学、中国海洋大学、中国矿业大学、华北电力大学等。理
工类大学的学科门类虽然不如综合大学齐全，但在理科、
工科方面的专业配置完备。例如北京理工大学、华南理
工大学、大连理工大学等。

我们还可以从学校参与的平台工程来认识大学。以
"985 工程""211 工程"冠名的高校，说明其有着较强的综
合实力，无论在国家层面还是在行业层面，都有举足轻重
的地位。在这两个工程的基础上延续的"双一流大学"和

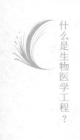

"双一流学科"大学，国家对其都有大量投资。在教学科研的硬件和软件方面都有很强的实力。

➡️➡️如何选择专业？

首先，要对选择的专业有清晰的认识，不能仅仅根据专业的名称就草率地选择专业。例如，生物医学工程专业，虽然能授予医学学位，但一般不以培养临床医生为目的。希望将来到医院做医生的同学，就不适合选择这个专业。电气工程及自动化专业不是培养学生维修冰箱、电视、洗衣机；食品科学与工程专业不是培养学生每天变着花样做菜。所以，在选择专业前，一定要仔细了解该专业的培养目标和培养的毕业生所具有的能力。选定专业前，到报考单位的官方网站做深入调查。

其次，选择专业应该遵从自己的兴趣爱好，也就是要结合自己的兴趣、特长、职业规划来选择专业。毕竟所选专业跟将来的就业有直接联系，只要考生本人喜欢、热爱，并且愿意为之奋斗，将来会有很好的发展。最起码，当考生在学习过程中遇到困难、障碍时，有坚持下去的动力。即使学习过程很枯燥，只要有兴趣的支撑，考生本人也能长期坚持，无怨无悔。

行业：发展的挑战与机遇

> 既异想天开又实事求是，这是科学工作者特有的风格，让我们在无穷的宇宙长河中探求无穷的真理吧！
>
> ——郭沫若

▶▶"生物医学工程"面临的机遇与挑战

我国社会经济发展取得的巨大进步，使人民生活水平逐步提高，生命健康日益成为中国人民的重要需求。随着中国社会老龄化程度的加剧，人民对于医疗服务的需求快速增长，医护人员的工作负担也越来越重，中国社会迫切需要通过技术革新来解决医学难题、减轻医护人员的负担。需求是动力也是机遇，中国的生物医学工程学科迎来了前所未有的发展机遇，迫切需要更多的科研

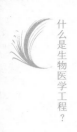

和技术人才投身于这个行业，服务于人民健康。

从世界范围来看，生物医学工程行业一直处于快速发展的状态。类脑计算、脑-机结合、医学影像、人工智能、新型生物材料、康复科学、生物芯片等多项学科的发展，使人类诊治疾病、延长寿命、拓展身体机能的能力越来越强。可以说，21世纪哪个国家在生物医学工程领域取得领先地位，哪个国家就有机会成为世界强国。生物医学工程在各国的科技发展战略和社会的生产生活中所占的地位越来越重要。

当然，生物医学工程领域还有很多有待解决的难题，例如癌症的靶向性治疗技术、重大流行疾病的快速检测技术、低辐射便携性的医疗影像设备、人工智能技术对医疗大数据的分析能力、对大脑的无创信号检测与脑-机接口等，每一个现有难题的突破都可能带来巨大的技术优势和经济效益。这些难题吸引着众多具有创造力的人才投身其中，也欢迎年轻的读者们加入破解这些难题的行列。

为了方便读者了解目前行业的发展状况，学习生物医学工程的基础知识，为将来从事进一步的学习和研究打下基础，本部分将概括性地介绍我国在生物医学工程产业化方面的代表性企业，并推荐一些具有参考价值的网络学习资源。

▶▶生物医学工程产业的中国名片

近年来,我国的科技企业在生物医学工程领域取得了快速的发展。一些企业经过多年不懈的努力终于成为行业的翘楚,有的甚至可以与国际巨头一较高下。下面概括性地介绍三家知名的企业。

➡➡联影医疗:打破国际巨头的垄断

上海联影医疗科技有限公司是一家自主研发、生产全线高性能医学影像及放疗设备,提供医疗信息化、智能化解决方案的高新技术企业。联影公司的发展壮大,彻底打破了我国高端医学影像设备被国外品牌(通用电气、飞利浦、西门子、东芝等)垄断的局面,使国产设备在我国医院中的市场占有率迅速上升。

上海联影医疗科技有限公司筹建于 2010 年 10 月,总部位于上海嘉定,下设中央研究院及多家子公司,自主研发全线医学影像与放疗产品、医疗机器人、智能化可穿戴设备及医疗芯片,并提供医疗数字化、医疗 AI、数字骨科等一系列解决方案及第三方精准医学诊断中心服务。联影公司以"成为世界级医疗创新引领者"为愿景,以"创造不同,为健康大同"为使命,通过与全球高校、医院、研究机构及产业合作伙伴深度合作,持续提升全球高端医

行业：发展的挑战与机遇

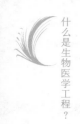

疗设备及服务的品质。我们期待联影公司可以进一步走出国门，在世界舞台上打响中国的高端医疗影像设备品牌。

➡➡ 迈瑞公司：中国品牌的骄傲

说到深圳迈瑞生物医疗电子股份有限公司（简称迈瑞公司），很多业内同行首先想到的是它的超声设备。2001年，迈瑞公司研发了中国第一台全数字超声设备；2006年，迈瑞公司推出中国首台自主研发的彩超设备；2012年，迈瑞公司的超声设备DC-8获得全球销量冠军。多年努力使迈瑞公司赢得了市场的认可和尊重。

迈瑞公司是中国领先的高科技医疗设备研发制造厂商，同时也是全球医用诊断设备的创新领导者之一。迈瑞公司总部位于中国深圳，全球员工近万人，在世界各地建立起了强大的研发、营销和服务网络。产品涵盖生命信息与支持、体外诊断、医学影像三大领域，通过前沿技术创新，提供更完善的产品解决方案，帮助世界改善医疗条件，提高诊疗效率。迈瑞公司于2006年10月获科技部批准挂牌成立"国家医用诊断仪器工程技术研究中心"；2008年荣获国家科技进步二等奖；2017年荣获中国健康产业阳光奖——最具社会责任企业；2019年在全球医疗设备供应商排行榜位列第42。

➜➜东软集团:国产医疗影像设备的老大哥

东软集团股份有限公司(简称东软集团)创立于1991年,是我国成立较早的医疗影像设备企业,曾研发了我国第一台CT机。1994年,中国第一台国产CT样机在辽宁的东软集团诞生,填补了国内空白。1997年,东软集团推出中国第一台可以临床应用的国产CT机,使得中国成为继美国、德国、日本之后,第四个自主制造CT机的国家,打破了国外对CT技术的垄断。目前,东软集团已经发展成为一家综合性科技企业。东软集团也是中国第一家上市的软件公司,以软件技术为核心,通过软件与服务的结合、软件与制造的结合、技术与行业管理能力的结合,提供行业解决方案和产品工程解决方案以及相关软件产品、平台及服务。业务领域覆盖智慧城市、医疗健康、智能汽车互联及软件产品与服务。目前,东软集团在全球拥有近20 000名员工,在中国建立了覆盖60多个城市的研发、销售及服务网络,在美国、日本、欧洲等地设有子公司。东软集团始终致力于"以信息技术的创新,推动社会发展,创造美好生活"。

➜➜群星闪耀的时代

除了上述三个代表性的企业,在我国还有着很多同样优秀或者即将闪耀光芒的企业,在人工智能、脑科学、

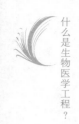

医学影像设备、生物材料等众多领域做出了出色的成绩，这里面除了一些知名大企业（华为、腾讯、百度、阿里等），也有新兴的"独角兽"，还有老牌大企业的转型与拓展。让我们共同期待中国的企业唱响世界舞台，为国争光。

▶▶生物医学工程行业的入门学习资源

经过上面的介绍，年轻的读者是否怦然心动？如果想进一步了解这个行业，这里为您推荐一些国内外的学习资源。在这个信息发达的年代，搜寻网络资源这个问题一定难不倒聪明的读者们，就当作者在抛砖引玉吧。

➡➡中文学习资源

✚✚经典教科书《生物医学工程学概论》

该书作者是美国的 John D. Enderle 和 Joseph D. Bronzino，中文版译者是封洲燕，由机械工业出版社于2014年6月出版了该书的中文译本第一版。该书是一部全面介绍生物医学工程学的经典教科书，全书共17章，主要内容包括：生物医学工程学的发展历史、道德问题与伦理问题、解剖学与生理学、生物力学、生物材料学、组织工程学、房室模型、生化反应和酶动力学、生物医学仪器、生物医学传感器、生物信号处理、生物电现象、生理系统仿真建模、生物医学传输过程、放射成像、医学成像、光学和激光在生物医学中的应用等。

❖❖大连理工大学教师编著的《医学图像处理》教材及配套网课

《医学图像处理》由大连理工大学教师刘惠等编著，由电子工业出版社于 2020 年 12 月出版第一版，并在中国大学 MOOC 网站建设了与教材同名的配套视频网课。该课程是高等院校生物医学工程专业本科生必修的专业主干课程之一。该课程将数字图像处理和现代医学影像相结合，全面介绍生物医学成像和医学图像处理技术。在中国大学 MOOC 网站上搜索"医学图像处理"可获得该课程。

❖❖清华大学——"生物医学工程导论"课程

该课程系统地介绍了生物医学工程学科的基本概念、基本理论和基本方法。可在中国大学 MOOC 网站上搜索"生物医学工程导论"查看此课程。

❖❖电子科技大学——"生物医学信号处理"课程

该课程是生物医学工程专业课程体系中的一门专业核心课程，在生命科学研究、医学诊断以及临床治疗等方面均起着重要的作用。可在爱课程网站上搜索"生物医学信号处理"查看此课程。

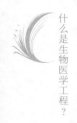

➡➡英文学习资源

❖❖**What is Biomedical Engineering?**

这段九分钟的简短视频对生物医学工程学进行了高度概括的介绍,适合初学者入门学习(同时练习英语听力)。可在 Bilibili 或者 Youtube 网站上搜索"What is Biomedical Engineering"查看此课程。

❖❖**edX**

这是一个由美国麻省理工学院和哈佛大学共同创建的大规模开放在线课堂平台,里面包含了生物医学工程领域的几门课程。可免费观看,不过要想获得培训证书则需要付费。可在 edX 网站的 Biomedical Engineering 下找到该系列课程。

❖❖**Frontiers of Biomedical Engineering**

这是耶鲁大学的开放课程,涵盖了生物医学工程的基本概念及其与人类活动的联系,也介绍了生物医学工程所基于的基础科学和工程。可在 Bilibili 网站上搜索"前沿生物医学工程"或者在 Youtube 网站上搜索"Frontiers of Biomedical Engineering"查看此课程。

Introduction to Biomedical Engineering 英文教科书

该书为生物医学工程课程的经典教科书,作者是 John D. Enderle 和 Joseph D. Bronzino,该书由 Elsevier

出版集团于 2012 年出版第三版，是生物医学工程课程范围中使用最广泛的教科书之一。其因权威性、清晰性和覆盖面广而受到教师和学生的一致好评。该书已译为中文，由机械工业出版社出版，即前面"中文学习资源"中的推荐的第 1 项。

Biomedical Signals，Imaging，and Informatics 英文教科书

该书是生物医学信号、医学图像和医学信息学的经典教材，作者是 Joseph D. Bronzino 和 Donald R. Peterson。

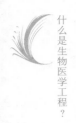

参考文献

[1]　董秀珍,俞梦孙.生物医学工程学概论[M].2版.北京:科学出版社,2020.

[2]　Lim Diana,LeDue Jeffrey.What Is Optogenetics and How Can We Use It to Discover More About the Brain? [J].Frontiers for Young Minds,2017 (5):51.

[3]　John D. Enderle,Joseph D. Bronzino.生物医学工程学概论[M].封洲彦,译.3版.北京:机械工业出版社,2014.

[4]　刘蓉,齐莉萍.生物医学工程专业英语[M].北京:电子工业出版社,2020.

[5]　谢德明,生物医学工程学进展[M].北京:科学出版社,2019.

［6］　邱天爽.医学信号分析与处理［M］.北京:电子工业出版社,2020.

［7］　Kapoor Vibhu,Mccook Barry M,Torok Frank S．An introduction to PET-CT imaging.［J］. Radiographics A Review Publication of the Radiological Society of North America Inc,2004,24(2):523.

［8］　张宗军,黄伟.磁共振弥散加权的原理与临床应用［J］. 医学研究生学报,2004(02):172-175.

［9］　李晨,刘子好,程俊龙,赵越.强国战略指引下的中国生物医学工程学科发展研究［J］.大学教育,2021(02):65-67＋104.

［10］　Ratner,B.D.,et al.,Introduction-Biomaterials Science：An Evolving,Multidisciplinary Endeavor, in Biomaterials Science（Third Edition）,B. D. Ratner,et al.,Editors. 2013,Academic Press. p. xxv-xxxix.

［11］　Boom time for biomaterials［J］. Nature Materials,2009,8(6)：439-439.

［12］　Cai Weicheng,Huang Hui,Yang Zhibo,et al. A compact,low-cost and high sensitive LIF based on pinhole metal-capillary and direct laser-diode excitation［J］. Optics and Lasers in Engineering,2021, 139：106488.

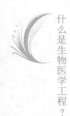

[13]　刘惠,郭冬梅,邱天爽,等.医学图像处理[M].北京:电子工业出版社,2020.

[14]　欧文辉,朱光辉.基于医学大数据的智慧医疗发展现状[J].中国公共卫生管理,2020,36(6):810-813.

[15]　Smith Nic,de Vecchi Adelaide,McCormick Matthew,et al. euHeart：personalized and integrated cardiac care using patient-specific cardiovascular modelling [J]. Interface Focus, 2011, 1 (3)：349-364.

[16]　Pravdin Serge F,Hans Dierckx,Panfilov Alexander V.Drift of scroll waves in a generic axisymmetric model of the cardiac left ventricle[J]. Chaos Solitons and Fractals,2019,120：222-233.

[17]　Langer,R.；Vacanti,J. P.,TISSUE ENG-INEERING. Science 1993,260 (5110),920-926.

[18]　侯俊华.血管组织工程的研究与进展[J]. 中国组织工程研究. 2012,16(37),6979-6986.

[19]　王保华. 生物医学测量与仪器[M].2 版. 上海:复旦大学出版社,2019.

[20]　石明国. 医学影像设备学[M]. 北京:高等教育出版社,2008.

"走进大学"丛书拟出版书目

什么是机械？　邓宗全　中国工程院院士
　　　　　　　　　　哈尔滨工业大学机电工程学院教授（作序）
　　　　　　　王德伦　大连理工大学机械工程学院教授
　　　　　　　　　　全国机械原理教学研究会理事长
什么是材料？　赵　杰　大连理工大学材料科学与工程学院教授
　　　　　　　　　　宝钢教育奖优秀教师奖获得者
什么是能源动力？
　　　　　　　尹洪超　大连理工大学能源与动力学院教授
什么是电气？　王淑娟　哈尔滨工业大学电气工程及自动化学院院长、教授
　　　　　　　　　　国家级教学名师
　　　　　　　聂秋月　哈尔滨工业大学电气工程及自动化学院副院长、教授
什么是电子信息？
　　　　　　　殷福亮　大连理工大学控制科学与工程学院教授
　　　　　　　　　　入选教育部"跨世纪优秀人才支持计划"
什么是自动化？　王　伟　大连理工大学控制科学与工程学院教授
　　　　　　　　　　国家杰出青年科学基金获得者（主审）
　　　　　　　王宏伟　大连理工大学控制科学与工程学院教授
　　　　　　　王　东　大连理工大学控制科学与工程学院教授
　　　　　　　夏　浩　大连理工大学控制科学与工程学院院长、教授
什么是计算机？　嵩　天　北京理工大学网络空间安全学院副院长、教授
　　　　　　　　　　北京市青年教学名师
什么是土木？　李宏男　大连理工大学土木工程学院教授
　　　　　　　　　　教育部"长江学者"特聘教授
　　　　　　　　　　国家杰出青年科学基金获得者
　　　　　　　　　　国家级有突出贡献的中青年科技专家

什么是水利？ 　　张　弛　大连理工大学建设工程学部部长、教授

教育部"长江学者"特聘教授

国家杰出青年科学基金获得者

什么是化学工程？

　　贺高红　大连理工大学化工学院教授

教育部"长江学者"特聘教授

国家杰出青年科学基金获得者

　　李祥村　大连理工大学化工学院副教授

什么是地质？ 　　殷长春　吉林大学地球探测科学与技术学院教授（作序）

　　曾　勇　中国矿业大学资源与地球科学学院教授

首届国家级普通高校教学名师

　　刘志新　中国矿业大学资源与地球科学学院副院长、教授

什么是矿业？ 　　万志军　中国矿业大学矿业工程学院副院长、教授

入选教育部"新世纪优秀人才支持计划"

什么是纺织？ 　　伏广伟　中国纺织工程学会理事长（作序）

　　郑来久　大连工业大学纺织与材料工程学院二级教授

中国纺织学术带头人

什么是轻工？ 　　石　碧　中国工程院院士

四川大学轻纺与食品学院教授（作序）

　　平清伟　大连工业大学轻工与化学工程学院教授

什么是交通运输？

　　赵胜川　大连理工大学交通运输学院教授

日本东京大学工学部 Fellow

什么是海洋工程？

　　柳淑学　大连理工大学水利工程学院研究员

入选教育部"新世纪优秀人才支持计划"

　　李金宣　大连理工大学水利工程学院副教授

什么是航空航天？

　　万志强　北京航空航天大学航空科学与工程学院副院长、教授

北京市青年教学名师

　　杨　超　北京航空航天大学航空科学与工程学院教授

入选教育部"新世纪优秀人才支持计划"

北京市教学名师

什么是环境科学与工程？

　　　　　　　陈景文　大连理工大学环境学院教授
　　　　　　　　　　　教育部"长江学者"特聘教授
　　　　　　　　　　　国家杰出青年科学基金获得者

什么是生物医学工程？

　　　　　　　万遂人　东南大学生物科学与医学工程学院教授
　　　　　　　　　　　中国生物医学工程学会副理事长（作序）
　　　　　　　邱天爽　大连理工大学生物医学工程学院教授
　　　　　　　　　　　宝钢教育奖优秀教师奖获得者
　　　　　　　刘　蓉　大连理工大学生物医学工程学院副教授
　　　　　　　齐莉萍　大连理工大学生物医学工程学院副教授

什么是食品科学与工程？

　　　　　　　朱蓓薇　中国工程院院士
　　　　　　　　　　　大连工业大学食品学院教授

什么是建筑？　齐　康　中国科学院院士
　　　　　　　　　　　东南大学建筑研究所所长、教授（作序）
　　　　　　　唐　建　大连理工大学建筑与艺术学院院长、教授
　　　　　　　　　　　国家一级注册建筑师

什么是生物工程？

　　　　　　　贾凌云　大连理工大学生物工程学院院长、教授
　　　　　　　　　　　入选教育部"新世纪优秀人才支持计划"
　　　　　　　袁文杰　大连理工大学生物工程学院副院长、副教授

什么是农学？　陈温福　中国工程院院士
　　　　　　　　　　　沈阳农业大学农学院教授（作序）
　　　　　　　于海秋　沈阳农业大学农学院院长、教授
　　　　　　　周宇飞　沈阳农业大学农学院副教授
　　　　　　　徐正进　沈阳农业大学农学院教授

什么是医学？　任守双　哈尔滨医科大学马克思主义学院教授

什么是数学？　李海涛　山东师范大学数学与统计学院教授
　　　　　　　赵国栋　山东师范大学数学与统计学院副教授

什么是物理学？孙　平　山东师范大学物理与电子科学学院教授
　　　　　　　李　健　山东师范大学物理与电子科学学院教授

什么是化学?	陶胜洋	大连理工大学化工学院副院长、教授
	王玉超	大连理工大学化工学院副教授
	张利静	大连理工大学化工学院副教授
什么是力学?	郭　旭	大连理工大学工程力学系主任、教授
		教育部"长江学者"特聘教授
		国家杰出青年科学基金获得者
	杨迪雄	大连理工大学工程力学系教授
	郑勇刚	大连理工大学工程力学系副主任、教授
什么是心理学?	李　焰	清华大学学生心理发展指导中心主任、教授(主审)
	于　晶	辽宁师范大学教授
什么是哲学?	林德宏	南京大学哲学系教授
		南京大学人文社会科学荣誉资深教授
	刘　鹏	南京大学哲学系副主任、副教授
什么是经济学?	原毅军	大连理工大学经济管理学院教授
什么是社会学?	张建明	中国人民大学党委原常务副书记、教授(作序)
	陈劲松	中国人民大学社会与人口学院教授
	仲婧然	中国人民大学社会与人口学院博士研究生
	陈含章	中国人民大学社会与人口学院硕士研究生
		全国心理咨询师(三级)、全国人力资源师(三级)
什么是民族学?	南文渊	大连民族大学东北少数民族研究院教授
什么是教育学?	孙阳春	大连理工大学高等教育研究院教授
	林　杰	大连理工大学高等教育研究院副教授
什么是新闻传播学?		
	陈力丹	中国人民大学新闻学院荣誉一级教授
		中国社会科学院高级职称评定委员
	陈俊妮	中国民族大学新闻与传播学院副教授
什么是管理学?	齐丽云	大连理工大学经济管理学院副教授
	汪克夷	大连理工大学经济管理学院教授
什么是艺术学?	陈晓春	中国传媒大学艺术研究院教授